Matteo Pacini

DIPENDENZA DA CIBO

Le origini dei disturbi alimentari a partire
dalla biologia dell'appetito

Caravaggio Editore

"Dipendenza da cibo. Le origini dei disturbi alimentari a partire dalla biologia dell'appetito" di Matteo Pacini.

Copyright © 2010 - 2017 **Caravaggio Editore**
Vasto (CH) – Italy
www.caravaggioeditore.it
info@caravaggioeditore.it

Collana Editoriale *Saggistica*
Prima Edizione Marzo 2010
Seconda Edizione Aprile 2017

ISBN 978-88-95437-68-2

Progetto grafico a cura di **AgenziaLetteraria.Net**

DIPENDENZA DA CIBO

INDICE

PREFAZIONE

Che cos'è una dipendenza? È innanzitutto una parola, con tutti i suoi limiti. Tutti dipendiamo da qualcosa, sia per continuare a esistere che per ritenere che valga la pena di farlo.

Il cibo è una di queste cose. Ma che cosa mantiene dritte le antenne verso il cibo, che cosa ci permette di non scordarci che il cibo deve essere disponibile e non all'ultimo momento, ma prima, magari in scorte? Forse non è la fame, non è la sofferenza del crampo allo stomaco che ci fa cercare qualcosa da mettere sotto i denti perché stiamo perdendo forze. Se la fame fosse l'unico meccanismo che ci spinge a cercare il cibo, spesso l'allarme ci troverebbe in condizioni sfavorevoli. Sarebbe troppo tardi.

La fame non spiega neanche perché quando il cibo è disponibile sempre e ovunque le popolazioni tendano al sovrappeso. Perché quando il cibo c'è in eccesso si mangia di più? Non certo per la fame. La quantità di cibo necessaria per sopravvivere è sempre quella, quindi se mangiamo di più è un'altra forza che ci fa aprire la bocca e ingerire cibo.

Chi studia e cura le dipendenze intese come tossicodipendenze è abituato ad avere a che fare con questa forza, con la sua versione "patologica", con il *craving*. *Craving* significa "smania", "appetito" e a volte è tradotto come "fame". È una voglia urgente e imperativa di consumare – droga, cibo, alcol, sesso – che deve essere soddisfatta come primo obiettivo. La versione "normale" del *craving* è l'appetito. Molti scambiano appetito con la fame perché in entrambi i casi la persona cerca cibo urgentemente. Eppure, sono due forze che agiscono diversamente, sono diverse le condizioni di partenza – bisogno o non bisogno –, è diverso l'andamento – a "compensazione" oppure a "riverbero" – e i fattori che li fanno scendere o salire.

Uno degli equivoci nel trattamento delle tossicodipendenze è quello di pensare che chi si droga lo fa per dolore e cercare di eliminare questo dolore. Invece, chi si droga lo fa generalmente per piacere e chi è dipendente ha una voglia di piacere che supera la capacità di godere, per questo rimane costantemente in cerca di stimolo. Tutta la droga del mondo non potrebbe bastargli per trovare un equilibrio.

Lo stesso equivoco è probabilmente il principale ostacolo culturale nel caso dei disturbi da eccesso di appetito, che in parte troviamo come casi di "obesità". Molti studiano le caratteristiche dell'obesità come sistema metabolico alterato, come condizione a rischio per altre malattie, ma tornare indietro presuppone di sapere non soltanto da dove siamo partiti, ma come ci siamo arrivati. Come si arriva a mangiare di più senza riuscire a fermarsi e tornare indietro da soli è un "buco nero" dell'approccio a questi problemi.

Eppure il cibo, come l'alcol, ha tutte le caratteristiche per diventare oggetto di abuso e fonte di dipendenza. Malattia che può anche svilupparsi con il cibo come oggetto del desiderio e la cui conseguenza più comprensibile è proprio il sovrappeso o l'ossessione per il controllo del peso.

Questo libro è un tentativo di discutere una serie di luoghi comuni sul cibo, sulle diete e sul sovrappeso ancorandosi alle principali conoscenze psichiatriche. Poiché l'inquadramento psichiatrico dei disturbi alimentari non è al momento tanto chiarito, questo punto di vista può servire a organizzare meglio le conoscenze e a concepire nuove soluzioni al problema o certamente a evitare di aggravare il problema pensando invece di curarlo.

Prof. Icro Maremmani

CAPITOLO I

LA VOGLIA DEL CIBO, L'OSSESSIONE DEL PESO

Siamo in un *fast food* del Nord Italia. A un tavolo siede una donna né bella né brutta. Si è appena seduta posandovi il suo vassoio e ha attirato la mia attenzione perché prende i sacchettini contenenti il cibo senza avere prima sistemato il vassoio in una posizione comoda. È la sua faccia a osservare il cibo: gli occhi non si vedono neppure. Guardo le sue mani che stanno aprendo il sacchetto delle patatine in modo strano, ossia strappandolo per allargare l'apertura: si tratta di un rumore provocato dallo strappo che lei per prima nota, tanto è vero che solleva lo sguardo per vedere se gli altri si sono voltati a guardare. Io la sto guardando e questo evidentemente la imbarazza perché, con un gesto nervoso, chiude il sacchettino e china lo sguardo. Poi, cambia tavolino e si mette in un angolo dal quale posso vederla solo sporgendomi all'indietro, perciò ci rinuncio. Neanche due minuti dopo e mi trovo alla cassa per pagare. La donna compare alla mia destra, vicino al banco dei dolci.

Sono le due del pomeriggio ormai passate e il banco a quest'ora è quasi vuoto: lo sguardo di questa donna fruga in cerca di qualcosa ma, non trovandolo, assume un'espressione rassegnata. È il suo dolce preferito a non esserci più. Quindi, accenna ad allontanarsi, ma poi torna indietro fissando i dolcetti che prima aveva invece disdegnato perché non sono i suoi dolci preferiti. Ce ne sono cinque in fila, se li fa riporre tutti quanti in un pacchetto e se li porta via. Nell'arco di un solo minuto sul suo viso si sono alternate svariate espressioni: disappunto, perplessità, smania, angoscia e infine infelicità.

Nel momento stesso in cui la donna incrocia per l'ultima volta il mio sguardo, per poi allontanarsi e uscire, è infelice. Eppure, nulla è capitato in quel frangente che possa averla resa infelice.

Nulla, tranne che il cibo. Questa donna è una di quelle persone che io chiamo "galeotti del mangiare" perché, come appunto i galeotti, sono condannate a un compito forzato, ossia mangiare. Ciò che queste persone preferiscono o che considerano desiderabile è in secondo piano, mentre la vergogna e la preoccupazione per la forma fisica sono il prezzo da pagare. La chiave di quelle catene forse c'è, sono pochi a cercarla e quasi nessuno ha compreso che esistono delle catene. Le persone che hanno questo problema sono invece le prime a saperlo tanto è vero che, quando vengono riconosciute, se ne vergognano come chi è perfettamente consapevole dell'imbarazzo della propria condizione.

L'atteggiamento furtivo e la necessità di fingere sembrano le reazioni di qualcuno che sta facendo qualcosa di losco, eppure sta soltanto mangiando. Infatti, non è vero che questa persona sta soltanto mangiando: la verità è che lo sta facendo senza controllo. Mangiare senza controllo non è mangiare: è un'esperienza diversa che spaventa perché, quando un istinto non ha controllo, si può solo pregare che ci abbandoni al più presto, come se ci avesse addirittura sequestrato.

Questo libro è un tentativo di spiegare i meccanismi che fanno di un istinto una malattia. Non è una spiegazione facile, proprio perché non è scontata. La malattia non è il forte istinto. La malattia non è la conseguenza del comportamento. E non è neanche il comportamento in sé – quello di abbuffarsi –, ma la perdita del controllo sull'istinto.

Qualcuno ha scritto che il problema del cibo è una problema "culturale", perché è la cultura che carica di significati l'atto di mangiare. La nostra società mette in relazione continuamente e sistematicamente l'idea della magrezza a una situazione positiva, degna di ammirazione da parte degli altri e fonte di soddisfazione personale. Magro è bello. In realtà, si potrebbe dire che "magro è bello" non è il messaggio esatto, ma che lo è invece "grasso è brutto". Mostrare persone in forma e snelle è sostanzialmente una bugia sociale. Questo apparente messaggio del "magro è bello" si è diffuso in una società che ha visto aumentare sempre più la prevalenza del sovrappeso e dell'obesità. Nell'era del *fitness*, il sovrappeso caratterizza un americano su due e un italiano su tre. Evidentemente, dietro la facciata sorridente del messaggio "magro è bello" c'è un teschio che dice invece "grasso è brutto", perché la realtà va verso la magrezza, ma ha una direzione in senso contrario.

Ai tempi di mia nonna esistevano le persona magre, esistevano quelle normali, quelle in buona salute o floride ed esistevano le persone grasse. La fascia che portava dalla normalità al sovrappeso era una fascia cosiddetta "verde", ovvero positiva. Le persone con qualche chilo in più rispetto a quello che oggi sarebbe definito "peso forma" erano considerate in buona salute, sane e attraenti. La magrezza non era sinonimo di bellezza, ma richiamava a stati di malattia, disagio o stile di vita irregolare. A una persona che era dimagrita si diceva che era "sciupata". Oggi, nessuno può fare a meno di identificare il termine "magro" con un complimento e il termine "ingrassato" come uno svilimento o una critica o ancora una, seppure bonaria, denigrazione.

Quindi, la cultura ha fatto del cibo un problema in quanto veicolo della grassezza o della magrezza, dunque di un canone estetico. Certamente, la cultura è piena di canoni estetici quali la statura, i lineamenti, la capigliatura e altro ancora. Tuttavia non in tutti i casi riguardanti questo canone estetico, inteso in tal modo dalla cultura, si sviluppano delle malattie mentali. È stato nel caso del cibo che è avvenuto questo: il terrore di corrispondere a un modello negativo ha generato una controspinta verso il modello positivo, un inferno che genera desiderio di paradiso. A questo punto, le persone si dividono sostanzialmente in due gruppi: quelle che riescono a conformarsi al modello positivo e quelle che invece non ci riescono. In mezzo si trovano tutte quelle – e sono la maggioranza – che ci provano senza mai riuscirci o che ci riescono per poi fallire alla fine. Tutto ciò, sia che si tratti di un versante o dell'altro, origina delle gravi malattie che tra loro sono agli estremi opposti: l'anoressia nervosa e l'obesità. In mezzo è collocata la bulimia, la quale possiede una faccia anoressica e una obesa. Questi disturbi possono essere sfumati, possono attraversare fasi acute che si risolvono o che proseguono in maniera attenuata, oppure possono aggravarsi nel tempo.

È davvero la cultura il problema reale? Come abbiamo detto, il terreno culturale è importante ma altrettanto lo è l'oggetto su cui la cultura insiste, in questo caso lo è l'atto di mangiare. Mangiare è un istinto e una fonte di gratificazione. Se così non fosse, una fissazione culturale rimarrebbe una tendenza comportamentale, ma non diventerebbe una malattia. Quando la cultura fa leva sull'istinto, un comportamento fisiologico diventa malattia: mettere il dito tra le persone e i loro istinti può produrre malattie. Forse sta accadendo la stessa cosa nel campo dei comportamenti sessuali ovvero da un lato, una sessualità onnipresente ma consumata in maniera non pienamente gratificante o virtuale – per immagini –, dall'altro l'ideale opposto della castità vissuta come alternativa al coinvolgimento sessuale.

In un famoso film di Stanley Kubrick, *Arancia Meccanica*[1], si racconta l'aggressività compiuta si direbbe "per sport" da un gruppo di teppisti, apparentemente un corpo estraneo all'interno di una società che anela alla pace e alla nonviolenza. In realtà, ossessione per la nonviolenza e aggressività "per gioco" sono due facce della stessa medaglia. Il capo della banda di teppisti è sottoposto a un programma di rieducazione, nel quale viene costretto a vedere immagini di violenza finché queste non gli producono una reazione di disgusto e di anestesia, in modo tale da farlo diventare naturalmente nonviolento: da teppista sadico quale era diventa incapace di difendersi. I suoi ex-compagni lo incontrano; a differenza sua, hanno risolto arruolandosi nella polizia, quindi esercitando una violenza di Stato e, trovatolo "cambiato", lo vittimizzano "per gioco" come prima, ma stavolta legalmente. Nel finale del film, il ritorno negli occhi del ragazzo di un'espressione maligna fa supporre che alla fine la sua fase nonviolenta sia durata poco e che la sua vera natura stia tornando fuori nuovamente.

Anche l'istinto aggressivo, soffocato in una cultura che predica il rifiuto della violenza, impazzirebbe tra la soluzione di subire senza reagire e quella di compiere violenze insensate e sadiche come un magnete culturale che attira da una parte e respinge dall'altra, creando opposti estremismi. Anche nel caso dell'atto di mangiare, il magnete della magrezza-bellezza genera la magrezza infinita e l'appetito infinito a sua volta. Gli istinti stessi sono magnetici e possono subire deviazioni se vengono investiti dalla forza di opportune calamite, come lo è la calamita culturale della magrezza. Per questo motivo, in conclusione diciamo che i disturbi del comportamento alimentare sono un problema sostanzialmente biologico, con un importante fattore culturale che spinge verso la malattia, ma non la produce di per sé.

Per produrre la malattia è necessario che il comportamento sia ripetuto al punto da diventare l'unica via possibile nel rapporto con quel preciso istinto. La persona anoressica sa solo evitare il cibo, mentre l'obeso sa solo mangiare. L'apprendimento è andato oltre l'utilità fisiologica ed è diventato fonte di sofferenza, perché è fuori controllo: da un estremo all'altro minaccia la vita e l'integrità fisica, ma soprattutto produce sofferenza.

Le malattie iniziano veramente quando il cervello, culturalmente condizionato in un senso, diventa nel tempo incapace di fermarsi e di tornare indietro. Nel caso della persona anoressica, ciò significa non temere di ingrassare, mentre in quello della persona obesa significa non smaniare per il cibo. Questa capacità di autoregolazione è persa e ormai la cultura potrebbe anche cambiare, ma la persona anoressica rimarrebbe costretta a privarsi e quella obesa a riempirsi. La questione culturale risponde a verità, ma niente potrebbe se non ci fosse di mezzo un istinto che viene stuzzicato, minacciato, taglieggiato e che reagisce diventando più aggressivo. Per questo motivo, l'ossessione del peso produce il desiderio del cibo, come un serpente che si morde la coda.

Dopo un po' che la vocina del "magro è bello" insiste, l'appetito è aumentato. Non importa se si pensa e ripensa a un istinto in senso negativo, ovvero se si pensa che è bene limitarlo o reprimerlo: il risultato sarà comunque un istinto diciamo "arrabbiato".

La considerazione più nuova che si possa fare circa questo genere di malattie è che si tratta di malattie cerebrali e che la perdita della libertà di scelta è il sintomo centrale, mentre la cosa più inutile, almeno fino a oggi, che si è fatta è stata quella di escogitare decine di possibili metodi per cambiare lo stile di vita delle persone malate, mancando però il bersaglio. Un errore che si ripete, cieco alle evidenze scientifiche e alle dimostrazioni di inutilità di questo tipo di approcci. Dell'obesità si è curato ogni aspetto, salvo quello centrale, quello appunto cerebrale. Scambiare una dieta conclusa con successo con la cura dell'obesità è come sostenere che tirare una freccia con l'arco è la stessa cosa che lanciare un *boomerang*.

CAPITOLO II

FAME, SAZIETÀ, APPETITO

"Fame", "sazietà", "appetito" sono parole di uso comune, ma anche parole utilizzate per descrivere scientificamente i meccanismi che regolano l'alimentazione. Gli studi hanno prodotto una serie di conoscenze intorno a queste parole, ma la natura delle cose non risulta chiara e dunque spesso si creano equivoci o ambiguità. Cerchiamo di mettere un po' di ordine nei significati di tali parole.

Le ragioni per le quali siamo legati al cibo sono sostanzialmente due: la prima la chiamiamo "fame" e la seconda "appetito". Quando abbiamo fame, siamo in preda a sensazioni sgradevoli che vogliamo far cessare introducendo cibo quanto basta. Quando la fame scompare, la sensazione di pienezza è un segnale di alt per l'ulteriore assunzione di cibo che, se forzata, risulta sgradevole: questo stato di soddisfazione del bisogno di cibo possiamo chiamarlo "sazietà". La sazietà che si sviluppa durante un pasto e lo fa terminare, nel tempo lascia di nuovo il posto alla fame e il ciclo si ripete. L'appetito è una spinta ad assumere cibo per produrre su di sé una condizione di maggior piacere e non regredisce durante la prima introduzione del cibo. L'appetito, come si dice, vien mangiando. Ecco perché un pasto solitamente dura molto di più di quanto è sufficiente per eliminare la sensazione sgradevole di fame. Infatti, la sazietà non è soltanto il venire meno della fame, ma è anche una condizione di altolà all'ulteriore assunzione di cibo che si oppone all'appetito e subentra dopo un lasso di tempo in cui non si ha fame ma non si è ancora sazi e si continua ad assumere cibo. Dunque, la sazietà non è soltanto la cessazione della fame: tra la fame e la sazietà rimane l'appetito. La sazietà completa è piuttosto la cessazione dell'appetito, meglio ancora è una forza che tira dalla parte opposta, ossia ci fa smettere di mangiare anche se ne avremmo ancora voglia. Di fronte a un cibo che ci piace, per esempio un dolce, capita spesso di dire: "No, basta!" quando ce ne viene offerto ancora perché, anche se ne avremmo ancora voglia, proviamo sensazioni sgradevoli che ci spingono invece a rifiutarlo quali tensione allo stomaco, eruttazioni, addirittura sonnolenza. Quindi, in realtà l'appetito è frenato ma non estinto. Questo freno possiamo meglio chiamarlo "antiappetito" o "nausea", che però ne è la sua espressione patologica, dunque eccessiva.

Il pasto può quindi iniziare sia per appetito che per fame, ma anche quando iniziamo a mangiare affamati non è per fame che mangiamo primo, secondo e dolce: per fame ci fermeremmo al primo piatto. Siccome invece l'appetito vien mangiando, in ogni caso se il cibo ci piace continuiamo a mangiare per un po' fino a quando subentra la sazietà. Dunque, la prima differenza tra fame e appetito è che la fame è sgradevole, mentre l'appetito è la voglia di qualcosa di gradevole. Quando abbiamo mangiato un po', la fame è inibita, l'appetito è stimolato. Se potessimo premere un bottone per far cessare la fame, non mangeremmo. Se potessimo premere un bottone per far cessare l'appetito, non lo faremmo ma cercheremmo invece del cibo per soddisfarlo.

Il ciclo dell'assunzione di cibo termina con una sazietà che permette di accettare pasti di quantità limitata, sufficienti a continuare a funzionare. In presenza di cibo abbondante, l'appetito guida la prosecuzione dell'assunzione di cibo oltre la sazietà iniziale fino alla "nausea fisiologica" che lo trattiene. L'assunzione di cibo può ricominciare quindi anche a pancia piena, se l'appetito non è frenato. Dunque, l'assenza di fame – sazietà – è soltanto una garanzia per poter continuare a funzionare senza mangiare ancora, ma non è un alt al mangiare ancora.

Leggendo uno scritto qualsiasi circa la fame, l'appetito e la nutrizione è molto probabile imbattersi in frasi tipo queste: "La fame è naturale, l'appetito è soggettivo, oppure: La fame è un'esigenza, l'appetito è una scelta". Queste espressioni sono una resa, come fossero le mani in alto di chi appunto si arrende, di fronte al fatto che l'appetito sembra una funzione senza logica, che non risponde a una esigenza e quindi deve per forza essere una scelta. Se l'appetito è controllato è una buona scelta, mentre se è esagerato è un vizio: questa è la morale. La fame non è una colpa, mentre l'appetito sì. La fame si giustifica perché si può misurare, l'appetito invece non ha metro, è soggettivo: in altre parole, se dico che "Ho fame" mi si possono misurare alcune cose, come vedremo più avanti, e si può darmi ragione. Se invece le misure non tornano, e allora voglio il cibo perché ho appetito, si tratta di qualcosa che solo io so misurare dunque, per quanto riguarda gli altri, quell'appetito potrebbe anche non esserci o essere molto più lieve: è una scusa, è una scelta di voler mangiare. Questo modo di pensare è assolutamente scorretto proprio in termini biologici, ed è una delle basi per la colpevolizzazione di chi ha problemi di alimentazione incontrollata. Si finisce per chiamarle malattie o disturbi, ma in realtà l'idea di fondo rimane che l'appetito esagerato è una scelta, dunque è una forma volutamente esagerata di ricerca del cibo per piacere, un vizio, oppure è una manifestazione di debolezza, è la mancanza di forza di volontà per controllare quanto si vuole mangiare. Dire che l'appetito è soggettivo, quando poi si affronta il problema, è come prepararsi a rispondere: "Lo dici tu, che non puoi controllarti!" oppure "Lo dici tu, che senti una spinta a mangiare che non riesci a trattenere" o ancora "Lo dici tu", mentre il corpo non lo dice.

Perché una persona dovrebbe mentire, trovare scuse per mangiare a più non posso? Appunto perché ha appetito. Quindi, l'appetito è tutt'altro che soggettivo: è un dato di fatto e produce una spinta a mangiare indipendente dalle necessità nutrizionali. Se fosse una scelta, dovremmo supporre due cervelli: uno che sceglie di mettere in moto l'appetito e uno che lo esprime con il comportamento. Di cervelli invece ce n'è uno solo e non c'è niente di strano nel pensare che gli istinti, in generale, non sono una scelta: sono semplicemente più o meno violenti e forti. Quanto più sono forti, tantomeno possiamo controllarli, in realtà perché non li controlliamo mai, semplicemente quando sono istinti deboli possiamo mettere in gioco anche altre forze, come quella razionale, per prendere la decisione finale.

Andiamo a vedere meglio come si muove l'appetito.

Omeostasi

Le conoscenze sui meccanismi della fame non sono poi così non aggiornate, eppure ancora si presentano come teorie perché spiegano molto bene come funziona la fame, ma non spiegano il modo in cui le persone si alimentano, ovvero il comportamento alimentare.

Una teoria è quella glicostatica. Il glucosio è un carburante di "pronto uso" che circola nel sangue e che arriva ovunque ce ne sia bisogno, deriva dagli alimenti e l'organismo lo può accumulare in depositi dai quali viene rilasciato per poi ritornare disponibile, ma non immediatamente. Quando noi mangiamo, il glucosio aumenta nel sangue e questo spegne gradualmente la fame; quando invece non mangiamo da tempo, il glucosio cala e così la fame si fa sentire.

Un'altra teoria è quella termostatica: noi mangiamo, l'organismo si riscalda e la fame cala. Invece, se non mangiamo, cala la temperatura e ritorna la fame.

Una terza teoria è quella lipostatica: i depositi di grasso, quando sono pieni, inviano un segnale che induce sazietà e che stimola l'organismo a eliminare l'eccesso di energia a disposizione. I depositi di grasso si svuotano, il segnale viene meno e ritorna la fame, cosicché i depositi si riempiono di nuovo.

Questi sono tutti meccanismi di autoregolazione molto semplici ed entrano in gioco con l'assorbimento degli elementi propri del cibo, ma ce ne sono anche di più immediati, come per esempio la pienezza dello stomaco. Quando lo stomaco è pieno e teso, la fame cessa mentre, mano a mano che trascorre del tempo senza mangiare, lo stomaco si svuota e inizia a contrarsi facendoci sentire i cosiddetti "morsi della fame".

L'autoregolazione risponde al principio della cosiddetta "omeostasi" (restare uguale), ossia la tendenza di un organismo a mantenersi così com'è, con i suoi elementi e componenti bilanciati tra di loro come lo sono in partenza. Quando l'omeostasi si altera, per esempio con il calo del glucosio nel sangue, parte un meccanismo che tende a riportarla al livello di partenza. Lo stesso vale per la temperatura, per i grassi e così via. Dunque, l'organismo è un meccanismo che reagisce alle variazioni in maniera tale da neutralizzarle. La fame è certamente spiegabile come una omeostasi: termina l'energia, subentra la fame e viceversa. La sazietà è la stessa cosa: è come un contraltare della fame: quando c'è fame non c'è sazietà; quando c'è sazietà non c'è fame, come una specie di interruttore.

Tuttavia, chiunque abbia problemi di controllo alimentare e legga tutto questo, dentro di sé penserà: "Magari! Quando sono sazio non ho fame? Sì, ma non per questo non mi viene voglia di mangiare!". È quello che dicevamo prima, ovvero che la sazietà non è un blocco al mangiare, ma in realtà è solo una specie di "cessato allarme" che consente di sospendere la nutrizione senza avere problemi di funzionamento. Gli eserciti che marciano e gli atleti che si allenano hanno un'alimentazione completa, ma spesso parca rispetto a quella di una persona comune: hanno fame, mangiano poco, eppure riescono a sostenere livelli di prestazione superiori al normale e questo grazie alla sazietà, che riflette comunque una situazione di sufficienza di combustibile. In queste forme di adattamento, l'omeostasi non si ritrova: in teoria, queste persone dovrebbero mangiare di più...

Anche in termini di sopravvivenza la fame, con il suo meccanismo breve di allarme e di compensazione, non è il motore più forte. Avete mai visto le foto di quei serpenti che mangiano topi interi e poi attendono tempi lunghi per digerirli un po' alla volta? Si tratta di immagini buffe, ma sono anche rivelatrici. Se il serpente mangiasse per fame, mangerebbe un pezzetto di topolino e il resto lo lascerebbe lì, oppure rimarrebbe vicino al topo nei giorni seguenti per mangiarne ancora quando la fame torna di nuovo ma, seguendo questa seconda ipotesi, non potrebbe spostarsi e poi il topo col tempo andrebbe a male. Se invece il serpente si saziasse con un po' di cibo per poi proseguire il cammino, probabilmente morirebbe di fame perché magari per giorni e giorni non ne troverebbe altro. Invece, il serpente mangia tutto il cibo che trova, ben oltre le necessità del momento, spinto da una forza che non si esaurisce durante il pasto, anzi. Per questo, anche muovendosi e non trovando cibo per giorni, il serpente può contare su una riserva sufficiente. La presenza di riserve è una conseguenza dell'appetito, non della fame, quindi il "grasso" sarebbe una conseguenza dell'appetito.

Le teorie di regolazione della fame sono tutte chiare e documentate. Il problema è che le persone mangiano secondo un meccanismo che non sembra omeostatico. Se l'appetito non è una necessità, allora in base a che cosa ci si regola? Se non soddisfo il mio appetito, non muoio, non sono nemmeno debole; non mi mancano i nutrienti, il glucosio c'è, il grasso c'è e magari in abbondanza nel corpo stesso, mentre i depositi bastano per mesi. Se la sazietà è il contrario della fame, la posizione di "spento" dell'interruttore, qual è l'interruttore dell'appetito e a che cosa corrisponde tale posizione di "spento"? Abbiamo detto che corrisponde a un "freno" e dunque non esiste praticamente mai la posizione di "spento": esiste invece la posizione di "frenata", ma l'appetito è sempre acceso.

Vediamo meglio in che modo questo meccanismo di frenatura è regolato.

L'interruttore dell'appetito e l'omeostasi del desiderio: l'allostasi

Proviamo a pensare a un'architettura dell'alimentazione: il modello classico che chiunque potrebbe pensare mette da una parte la fame, dall'altra la sazietà. L'appetito c'è ma rimane separato e viene bollato come una funzione accessoria, liberamente controllabile e non corrispondente ad alcuno stato fondamentale dell'organismo, quindi "soggettiva". Cambio scena: poniamo che da una parte ci sia la sazietà e dall'altra l'appetito, ma senza porli l'uno contro l'altro bensì in un sistema in cui la sazietà controlla una componente aggiuntiva che non è sempre attiva, ma che si innesca come un meccanismo di emergenza. Quando la sazietà cala, la fame dice: "Serve subito combustibile!". È la spia rossa del serbatoio dell'automobile che indica la riserva. Quando la spia della fame è spenta, esiste comunque una funzione di base che tende a mantenere pieno il serbatoio. L'appetito non parte da una situazione di emergenza, di riserva: parte da qualsiasi punto dell'omeostasi, anche dalla sazietà. Invece, la fame è intermittente, regolata a interruttore secondo l'alternanza fame/sazietà. La disponibilità, per esempio, di un cibo gradito accende l'appetito mentre può trovare indifferente la fame, se l'interruttore è in posizione di "sazietà". Non a caso, la parte più omeostatica del pasto è all'inizio – il primo, il secondo, ciò che in inglese si definisce *main course*, ossia la "portata principale". Alla fine del pasto, dunque in condizioni di sazietà, il dolce è un assurdo omeostatico perché è un eccesso: un eccesso rispetto alla fame, non un eccesso rispetto all'appetito, che evidentemente richiede di essere soddisfatto. Spesso, prima del pasto vero e proprio ci sono una serie di stuzzichini – *appetizers* –, il cui ruolo ovviamente non è quello di far nascere la fame, ma quello di accendere l'appetito. Quindi, la tradizione alimentare stessa non fa iniziare il pasto con qualcosa che incrementi la fame ancora di più, ma con qualcosa che aumenti la voglia di nutrirsi. Se alla fame si risponde con il cibo, la fame cala. Se all'appetito si risponde con il cibo, l'appetito aumenta, ossia "vien mangiando".

Dunque, nella fisiologia del pasto l'appetito è una funzione da stimolare. Allora, il vero apporto di nutrienti deriva davvero dalla fame? Mangiamo le quantità che mangiamo a causa della fame? Si potrebbe invece pensare che mangiamo un po' per fame, ma poco, come quando si mette della benzina per soli cinque Euro giusto per non rimanere in riserva, ma poi chi è che riempie il resto del serbatoio? Se fosse per la fame, mangeremmo spesso e poco. Invece, l'appetito a fame spenta fa entrare ancora parecchio cibo e quindi garantisce un'autonomia energetica molto maggiore.

A livello comportamentale, la fame non può essere aumentata per mangiare meglio e di più quando c'è tanto cibo a disposizione. La fame induce un comportamento che tende a spegnerla: non può essere il contrario. Se si ha fame non si aspetta di averne di più. Se non c'è cibo o se non c'è occasione, allora si sopporta una fame in aumento in attesa del momento del pasto. Invece, moduliamo semmai l'appetito in aumento, ossia lo stimoliamo per farlo aumentare e per permetterci in tal modo una gratificazione maggiore. Dunque, l'appetito funziona non come un interruttore, ma come un fuoco che si accende, poi cresce e brucia per un po'. È un meccanismo riverberante, che si amplifica da solo, almeno fino a un certo punto.

Alla fine, l'assunzione di cibo è il risultato possibile sia tramite la fame che senza bisogno della fame. Lo studioso Eliot Stellar agli inizi degli anni Cinquanta ipotizzò un modello sazietà-appetito, che erroneamente è presentato come modello sazietà-fame. Il termine usato è *feeling* – ossia assunzione di cibo – e non *hunger* – ossia fame. Il modello era un modello lesionale: distruggendo una o l'altra zona del cervello, in un animale si produceva obesità da aumentata assunzione di cibo, oppure dimagrimento per ridotta assunzione di cibo. Nel primo caso, si ipotizzò un centro della sazietà che, se distrutto, lasciava senza freni l'assunzione di cibo; nel secondo caso, si ipotizzò un centro della nutrizione – poi successivamente indicato in maniera scorretta come centro della fame – che spingeva a mangiare.

In realtà, in questo modello la fame da distruzione del centro della sazietà è proprio una fame con una soglia più bassa, ossia significa avere fame anche se non si è in riserva e con conseguente ingrassamento, ma il meccanismo dell'interruttore è mantenuto, ovvero mangiando di più la fame è controllata. La differenza sta nel fatto che questo equilibrio ha luogo per un peso corporeo molto superiore, perché c'è un eccesso. Nell'uomo questo tipo di iperalimentazione è riconoscibile perché è proprio una fame continua, con debolezza e difficoltà di prestazione se non si mangia spesso e pure tanto. Questi soggetti hanno problemi con la fame, non con il cibo.

Nel modello lesionale non è esplorata una possibilità, ossia che i problemi derivano non dall'assenza di una funzione, ma dall'eccessivo funzionamento. Che cosa accade se il centro della nutrizione è iperattivo? E che cosa lo può rendere iperattivo? Il grande assente di questo modello è appunto l'appetito.

Curiosamente, nell'uomo i modelli di assenza di appetito si possono osservare spesso e corrispondono, per esempio, alla depressione "melanconica". La perdita della capacità di volere, di concepire il piacere e di ricercarlo si associa tra l'altro anche a una volontaria astinenza dal mangiare, se non solo un po' – ma comunque poco – per la fame. La denutrizione dovuta a una depressione grave può essere tale da rendere insufficiente anche la fame a spingere il soggetto a nutrirsi e quindi può provocare morte per carenza di nutrienti. La persona può avere fame, ma non si muove verso il cibo.

Ecco quindi che abbiamo ritrovato l'appetito, grande assente delle teorie sull'alimentazione e soprattutto lo abbiamo inserito in un modello unitario, in cui è la prima forza in gioco. È sempre una teoria, ma in tal modo i conti tornano meglio: non viviamo per non avere fame, semmai viviamo per mangiare.

Quale sarebbe lo scopo di un cervello che insegue il piacere? Uno scopo omeostatico, si capisce bene, è restare così come siamo. Ma se il corpo tende a produrre delle memorie che fanno da punti di riferimento, non saremo più come prima. Se le memorie svaniscono, si può tornare alla situazione di partenza, ma almeno nei centri cerebrali che regolano piacere e istinti non sembra che il meccanismo più probabile sia la scomparsa delle memorie, anzi: il cervello tende a cambiare per inseguire le memorie legate a esperienze di piacere. In altre parole: dopo che è stato registrato un piacere – dato per esempio dal cibo –, il cervello vorrebbe che quel cibo fosse presente più spesso, al limite sempre, e si organizza in maniera da farlo succedere. Se ciò non accade, da una parte rimane la memoria del cibo, dall'altra la smania di averlo. Il cervello è cambiato, non è più come quando l'assenza di quel cibo era appunto un'assenza: dopo averne tratto piacere, l'assenza di quel cibo diventa una presenza, ossia nel cervello è sempre presente la memoria che si fa sentire e che genera un senso di insoddisfazione, di privazione, di desiderio.

È stata elaborata una teoria per spiegare fenomeni come questo, per i quali il cervello tende a costruire nuovi equilibri dietro a modificazioni che subisce. In contrapposizione alla teoria dell'omeostasi, tale teoria è stata chiamata "allostasi", ovvero nuovi equilibri ottenuti attraverso due cambiamenti complementari. L'allostasi è definita come uno stato di deviazione cronica di un sistema di regolazione dal suo livello operativo normale di partenza.

Nell'omeostasi, il primo cambiamento nell'appetito che potremmo chiamare fame (+1) è neutralizzato da un cambiamento opposto, che bilancia per esempio l'assunzione di cibo, la quale induce una riduzione della fame (-1). Nell'allostasi, il primo cambiamento (fame +1) genera una situazione di squilibrio interno:

se rispetto alla situazione di partenza (fame 0) non vi era necessità di assumere cibo (carenza di cibo 0), rispetto al nuovo livello di fame (+1) si genera una carenza relativa di cibo (-1), che innesca un movimento di adattamento, ossia la ricerca di cibo che neutralizza la carenza relativa. Alla fine, il cibo è presente (carenza 0) ma con una fame maggiore (+1) e una ricerca di cibo maggiore (+1). La differenza è che nel caso dell'omeostasi ci sono due funzioni (fame e ricerca di cibo) che si bilanciano come nelle altalene. Nel caso dell'allostasi, ci sono due funzioni che si bilanciano (carenza di cibo e ricerca di cibo) con una funzione che è mantenuta "accesa" (la fame). Il nuovo cervello ha più fame e ricerca più cibo per mantenersi "pieno". Se alla parola "fame" sostituiamo la parola "appetito" la cosa si comprende molto meglio. Il nuovo cervello ha un appetito maggiore (richiesta di soddisfazione) e lo soddisfa più spesso per mantenersi soddisfatto. Se parlassimo di macchine, l'omeostasi corrisponderebbe a una macchina che consuma di più se deve viaggiare più veloce, mentre l'allostasi corrisponderebbe a una macchina che romba di più per viaggiare alla stessa velocità, ovvero che consuma di più.

Nel modello dell'allostasi, i bisogni dell'organismo non sono una costante, ma possono variare nel tempo: ciò che corrispondeva a equilibrio ieri, oggi corrisponde a carenza, quindi sostiene una risposta di compensazione alla carenza nuova, non a quella vecchia.

Un altro esempio può essere dato dallo stress e dall'apparato cardiovascolare. Nell'omeostasi, se la prestazione è superiore alle capacità, l'organismo si riposa fino a riacquistare le capacità sufficienti, poi esegue la prestazione. Se invece la prestazione in questione è superiore comunque alle capacità, ecco che entra in ballo l'allostasi: l'organismo cambia per poter sostenere una prestazione adeguata, in realtà superiore al normale. Il costo dell'operazione consiste nel cambiamento, che non è sostenibile a lungo, o meglio è un cambiamento verso una degenerazione. Alla fine, gli uomini di oggi sopportano livelli più alti di stress e si ammalano di più di cuore.

Il gene vorace

Gli studiosi di problemi metabolici hanno sviluppato una teoria nominata *thrifty gene hypothesis*. L'osservazione iniziale è che nel nostro mondo che dispone abbondantemente di cibo, il sovrappeso e l'obesità aumentano con meccanismi che riproducono quelli del diabete. Più si mangia e peggio sembra che si riesca a utilizzare le calorie a disposizione, le quali dunque si accumulano in grasso. Qualcuno ha pensato che proprio un'anomalia nell'utilizzazione delle energie producesse come meccanismo di adattamento l'alimentazione eccessiva. Un'altra visione è invece che, in presenza di cibo sempre e comunque come avviene nelle nostre società, semplicemente l'organismo non ha nessuna risposta alternativa se non quella di accumulare calorie. In fondo, la soluzione a tutti i problemi di sovrappeso sarebbe semplice se potessimo programmare il corpo in maniera tale da fargli capire che, se c'è troppo cibo, deve semplicemente assorbirlo di meno, in parole povere deve "buttarlo via" o bruciarlo di più. Sarebbe una forma di allostasi riuscita: più piacere, niente aumento di peso. Peccato, le cose non funzionano così: noi funzioniamo in una maniera tale che il nostro organismo riesce soltanto a risparmiare, ma non a buttare via, perciò se il cibo scarseggia possiamo tirare avanti anche con poco. Il problema sussiste quando il cibo abbonda.

L'esempio più estremo della potenza del gene risparmiatore lo si vede nelle città americane, piene di mendicanti e di "cibo spazzatura". È stato calcolato che con poco più di un dollaro un senzatetto può alimentarsi a sufficienza, perché il cibo dei *fast food* è un concentrato calorico, spremuto fino all'ultima goccia dal gene risparmiatore dei mendicanti, che in questo caso esplica al massimo la sua funzione fisiologica. Se il nostro meccanismo di nutrizione fosse regolato sulla fame, questo problema non esisterebbe: poco o tanto cibo non farebbe differenza, perché ci sarebbe una regolazione omeostatica. Tanto cibo, poca fame; poco cibo, tanta fame. Però, molto probabilmente i mendicanti morirebbero di denutrizione, perché alla fame non corrisponderebbe nessun cibo possibile. Invece, c'è un funzionamento vizioso per il quale l'appetito è stimolato dalla presenza del cibo, ma il cibo abbondante come abitudine sviluppa un appetito che è stabilmente aumentato. Per questo, con l'abbondanza di cibo esistente nel nostro mondo l'appetito diventa un problema, perché non lascia spazio a un meccanismo di distacco dal troppo cibo.

E qui entra in ballo il gene risparmiatore che finisce col rovinarci. Come già abbiamo detto, non sarebbe un problema l'avere appetito in abbondanza se potessimo mangiare spesso e tanto e anche gratificarci, senza però avere conseguenze negative. Ci vorrebbe un gene sprecone che butta via ciò che ha in abbondanza. Invece, il gene risparmiatore utilizza tutte le calorie del cibo che prendiamo e quelle che non servono le accumula subito sotto forma di grasso. Certamente, se il cibo è abbondante il gene lavorerà al minimo perché non serve, ma non riesce a invertire la rotta, ovvero non c'è dispersione.

Qualcosa simile in parte succede nel diabete, anche se alla base non c'è un disturbo alimentare. I tessuti non riescono a utilizzare lo zucchero nel sangue, lo zucchero aumenta e aumenta l'alimentazione, cosicché per farne arrivare un po' se ne introducono grandi quantità e l'eccesso viene immagazzinato come grasso. Alcuni dei farmaci antidiabetici tendono proprio a creare un "effetto spreco": i tessuti sono indotti a sprecare lo zucchero e si inverte il processo di accumulo di grassi, poiché i tessuti risucchiano tutto quello disponibile per continuare a funzionare. Gli stessi farmaci sono utilizzati anche nel trattamento dell'obesità, nella quale spesso c'è un'alterazione di tipo diabetico del metabolismo. In quest'ultimo caso succede che, sovraccaricando il corpo di cibo, il corpo reagisce "parandosi" e tutto lo zucchero che non arriva ai tessuti perché non serve è dirottato nei magazzini, ovvero il grasso. Questo meccanismo fa sì che, quando la persona obesa smette bruscamente di alimentarsi, abbia un contraccolpo perché i tessuti sono temporaneamente adattati a un sovraccarico di zucchero e, quando ne viene meno, ci mettono un po' a tornare come prima. Quindi, se si vuole, in realtà una parte del corpo sa sprecare l'eccesso di calorie: il problema è che fa scaricabarile su di un'altra parte, la quale invece fatalmente le accumula sotto forma di grasso.

Ovviamente, se avessimo un gene sprecone al posto di uno risparmiatore, alla prima carestia ci estingueremmo, quindi non resta che scegliere tra il rischio di fame e il rischio di obesità.

La deriva evolutiva

Più in generale, la questione dell'allostasi è stata studiata riguardo l'insieme globale dei comportamenti stressanti e stimolanti dell'era contemporanea. Lo stesso meccanismo col quale ci si adatta allo stress a prezzo di un peggioramento delle condizioni cardiovascolari si può applicare al cervello. Cercare livelli più elevati di piacere può produrre un danno, un'usura del nostro cervello come un cavo da cui si fa passare troppa tensione e che si brucia, perché non è fatto per sopportare oltre un certo limite. Nel nostro caso, il cervello non è in grado di restare in equilibrio a certi livelli di stimolazione, per cui tende a sviluppare delle malattie da sovrastimolazione: si sloga. Chi assume cocaina cercando di procedere sempre a gran velocità, a un certo punto perde colpi perché il cervello oppone resistenza ma, allo stesso tempo, non riesce più a muoversi se non attraverso uno stimolo ancora più forte. In misura minore, la stessa cosa accade con tutta una serie di stimoli che insegnano al cervello ad andare troppo a gonfie vele, cosicché ogni calo di tensione è percepito come una situazione insopportabile. Tuttavia, una tensione costantemente alta non è sostenibile, cosicché dopo un po' il cervello sente un "buco di tensione" anche in condizioni di normalità oltre che di stimolazione, quindi la soddisfazione non è più possibile né è possibile tornare a essere soddisfatti anche a un livello di tensione più bassa. La distanza tra il livello ideale e quello reale aumenta sempre di più. Il progresso diventa un debito che cresce solamente. Un debito nervoso, che alcuni pagano come stress, mentre altri come ricerca convulsa di un piacere che non è mai sufficiente. In qualche modo, la benzina del progresso peggiora il rendimento a lungo termine del motore: se una parte dell'organismo invecchia successivamente, una parte sembra invece invecchiare prima.

Questa facilità alla rottura dei meccanismi di controllo del piacere, tutte le patologie da dipendenza e la ricerca continua di stimolazioni sarebbero il segno che, in generale, il cervello umano non può reggere alla tensione come vorrebbe e che il modello di progresso non è igienico sul piano psichiatrico.

Il Conte Ugolino

Il Conte Ugolino era un nobile pisano che per motivi politici fu incarcerato insieme ai suoi figli e lasciato morire di fame. Siamo nel tredicesimo secolo. Di fatto morirono tutti ma, secondo una versione della storia, il Conte in preda alla fame si sarebbe cibato dei cadaveri dei figli. La versione potrebbe essere stata fatta circolare con l'intento di screditare moralmente il Conte, quindi per mascherare l'atrocità della condanna a morte per fame. Nella *Divina Commedia*, Dante ne racconta la storia: afferma che i figli morirono prima e conclude con una frase *Poscia, più che 'l dolor, poté 'l digiuno*, ovvero: "Alla fine comunque fu la fame, e non il dolore, a ucciderlo". Si può leggere questa frase almeno in due modi: i figli morirono prima e il dolore tormentò il Conte finché poi il digiuno non uccise anche lui. Diversamente si può intendere che, con i figli morti accanto, il Conte cercò di resistere alla fame, ma alla fine il digiuno lo spinse a cibarsi dei loro corpi, con un senso di colpa che però non fu sufficiente a trattenerlo. La fame avrebbe fatto comunque di Ugolino un martire. La fame forse ti può far mangiare anche i tuoi figli ma di fronte a morte certa, e ormai moribondo, con il dolore di avere perso i figli, è improbabile un guizzo di fame. L'accusa infamante mossa a Ugolino è invece quella di aver avuto appetito nei confronti dei suoi figli, non tanto fame. Questo è il tipo di spinta che può avere prevalso sul dolore di un padre, l'istinto dell'appetito. Il Conte non ha avuto bisogno di mangiare i figli, ha avuto "voglia". Letto in chiave "alimentare", si potrebbe dire: alla fine, "Più che la fame, poté l'appetito". Dante è maligno e nel raccontare la storia dice che, quando i figli erano ancora in vita, Ugolino si mordeva le mani e loro, per timore che stesse impazzendo dalla smania di mangiare, si offrirono volontari affinché il padre se ne cibasse piuttosto che vederlo soffrire. Ma è come avergli detto: "Sappiamo che ne saresti capace". D'accordo che Ugolino è dipinto come una vittima, ma è pur sempre all'inferno…

L'esempio del Conte Ugolino ricade su chi non riesce a seguire le diete. Quando la dieta crolla come un castello di carte, ciò non avviene sotto i morsi della fame ma evidentemente avviene sotto il traino dell'appetito che corre al galoppo verso il cibo. Non si è ricaduti per bisogno, perché il dolore non era più sopportabile, anzi: il dolore, la parte peggiore del dolore, era ormai passato. Si è caduti per appetito e ciò è visto come una vergogna perché è un istinto, una voglia, non uno stato di necessità. Questo senso di colpa è condiviso da chi ha fallito la dieta, perché chi ha problemi di appetito non controllato sente su di sé la differenza tra fame e appetito e sa che le ricadute nei confronti del cibo non sono ricadute "affamate", ma ricadute di appetito. Per questo motivo, spesso chi cerca di controllare il peso, anziché protestare contro il fatto che la dieta evidentemente non è un approccio utile al suo problema, si ritira a testa bassa, accetta il rimprovero o addirittura non si presenta alla visita di controllo per un senso di vergogna oltre che di colpa nei confronti del dietologo, come se pensasse: "Il dietologo mi ha tolto la fame e io ho avuto appetito!". In tal modo, l'evidenza che si tratta di un problema di appetito – evidenza che è ovvia, sotto gli occhi di tutti – diventa una rivelazione vergognosa, una scivolata, una debolezza e anche una contraddizione. Come ci si aspetta di dimagrire, se poi si sceglie di cedere all'appetito subito alla prima occasione?

L'appetito, grande assente della fisiologia e della terapia, ritorna alla ribalta per colpevolizzare i falliti delle diete. Un assurdo medico, un assurdo comportamentale, che però è una pratica sado-masochistica del rapporto tra dieta e iperalimentazione. Dopo dieci diete fallite, anziché svilupparsi il sospetto che è la dieta a non funzionare come mezzo per controllare l'appetito, si radica sempre di più il senso di colpa di non essere "all'altezza della dieta".

La storia del Conte Ugolino rispecchia l'atteggiamento che la maggioranza delle persone ha nei confronti degli obesi: sono vittime, ma in realtà per quell'appetito sarebbero pronti a tutto. È come una pacca sulla spalla accompagnata da una strizzatina d'occhio: "Non ti preoccupare, che di fame non muori! Certo, se poi non ti sai trattenere....". Lasciamo che la colpa delle ricadute ricada – perdonate il gioco di parole – su chi ha affidato alle persone in preda a istinti fuori controllo la responsabilità di un controllo ovviamente fallimentare.

L'antiappetito: una funzione "nascosta"?

Il discorso che stiamo facendo verte principalmente sull'eccesso di alimentazione. Ciò non significa che non esiste il problema opposto: magari è meno frequente, ma ci aiuta a comprendere alcune cose. Esistono poi condizioni, indicate come "cachessie", nelle quali la persona conserva la risposta di allarme della fame quando si sente indebolita e incapace di proseguire le proprie attività perché il carburante sta finendo. Eppure, non si nutre o lo fa in maniera minima, insufficiente a sostenersi. Le persone che si trovano in questo stato rischiano di morire per denutrizione appunto perché non riescono a mangiare. Capiscono di averne bisogno, fanno un primo passo verso il cibo, ma poi non compiono quello decisivo perché sono respinte dall'antiappetito che si frappone tra loro e il cibo. Mangiano il primo boccone – che è quello della fame –, ma non gli altri che sono i bocconi dell'appetito, ovvero la voglia di mangiare che subentra dopo il boccone iniziale.

In pratica, quando queste persone si sentono deboli si fanno portare qualcosa da mangiare ma poi, alla vista del cibo o subito dopo il primo boccone, provano un senso di nausea e di repulsione che impedisce di consumare un pasto normale. È come se sentissero venire meno le forze, come se si avvicinassero a un bar con l'idea: "Adesso mi prendo un panino" e poi, una volta entrate, sentono invece repulsione nei confronti del cibo. Questa condizione di blocco dell'appetito è talmente seria che pur di risolverla sono state avviate delle sperimentazioni anche con farmaci ritenuti potenzialmente rischiosi, quali il dronabinolo e il tetraidrocannabinolo nei malati tumorali e di Aids. Ci sono poi le depressioni "nere" – melanconiche – che vedono il decadimento di tutti gli istinti compreso l'appetito, nonostante fino all'ultimo si mantenga quello della fame. Anche per questi pazienti, una delle emergenze mediche è la ripresa dell'appetito, per ottenere la quale si usano spesso farmaci aventi, tra le proprietà collaterali, l'aumento dell'appetito stesso. Queste situazioni suggeriscono se non altro che la fame non è il movente più forte per mangiare: abbiamo già detto che si può mangiare senza avere fame e che anzi sembra l'appetito, non la fame, il primo movente del rapporto con il cibo. Nelle cachessie e nella depressione maggiore sembra poi che la presenza di fame, se l'appetito è "negativo" – ovvero se c'è nausea o disinteresse per il cibo –, non basti a garantire la sopravvivenza.

La dipendenza da cibo e le cachessie sono quindi due condizioni agli estremi opposti: sono esempi limite di appetito e di antiappetito. La fame e la sazietà hanno un ruolo, che però deve trovare il "via libera" dall'appetito. Nell'anoressia non è chiaro se come caratteristica di base, o come effetto del dimagrimento estremo, si sviluppi temporaneamente una sorta di "indipendenza" dal cibo perché l'appetito è "negativo" a tratti oppure per una fase. L'avvicinamento al cibo è una forzatura e del resto il non avvicinarvisi è invece vissuto come il raggiungimento del proprio obiettivo. L'antiappetito proprio dell'anoressia talvolta somiglia a un eccesso di gratificazione interna, un sorta di estasi che non richiede stimoli esterni, mentre in altri casi somiglia a una repulsione.

La funzione dell'antiappetito è poco studiata come se il fatto strano, in una persona, fosse il mangiare tanto e non il mangiare poco. Invece, fisiologicamente la cosa abnorme è il disinteresse nei confronti del cibo che si osserva prevalentemente durante alcune malattie, da quelle gastrointestinali a quelle psichiche fino alle intossicazioni generali. Esiste un grado fisiologico di distanza dal cibo, di repulsione, che ha un suo circuito specifico? Esiste un livello di nausea normale che non si avverte come nausea, ma semplicemente si misura come contenimento dell'appetito?

Per esempio, prendiamo un signore che non mangia da diverse ore ma prossimo all'ora di cena e che dunque comincia ad avere fame. Ammettiamo che questa "fame" abbia un significato omeostatico ovvero, come si suol dire, che "calano gli zuccheri" e che si accende una spia la quale ci spinge a fare di nuovo il pieno per sostenerci. Al signore si chiede di fare una mezz'oretta di ginnastica e, con grande sorpresa, dopo racconta di avere meno fame rispetto a prima. Ora: questo prova due cose. In primo luogo, le riserve non erano agli sgoccioli, altrimenti il signore in questione sarebbe stramazzato dalla debolezza facendogli compiere uno sforzo proprio nel momento in cui era a corto di energie. In secondo luogo, se è vero che l'esercizio fisico consuma energie, questo non si traduce in un aggravamento della "fame", ma in una sua temporanea riduzione. È una situazione paradossale, lo stimolo a mangiare è placato da qualcosa – nel caso specifico, dall'esercizio fisico – che in realtà consuma calorie, quindi fa esaurire maggiormente il nostro serbatoio. Sarebbe come se, con il conto in banca in rosso, staccassimo un assegno e, invece di trovarcelo addebitato, lo trovassimo accreditato. Evidentemente, in qualche modo l'esercizio funziona come il cibo e quella che chiamiamo "fame" non è una condizione di allarme per la carenza di energie. È l'appetito, che può però essere fisiologicamente frenato o rimandato tramite meccanismi, come l'esercizio fisico, che rispetto al concetto di fame sarebbero paradossali. L'antiappetito corrisponde forse al concetto di gratificazione: ciò che può frenare la voglia di mangiare in maniera priva di controllo è la presenza di un "cibo" interno, che aumenta il tempo "refrattario" all'appetito, ossia il tempo durante il quale non si va a cercare cibo.

Tuttavia, fino a questo momento tutte le situazioni, naturali o artificiali che siano, frenanti l'appetito sono risultate patologiche come la depressione – o instabili e tossiche – come le amfetamine. Non è ancora stato possibile costruire un buon farmaco antiappetito, nonostante se ne dispongano di efficaci contro le abbuffate bulimiche e contro la ricerca di cibo associata agli sbalzi d'umore.

CAPITOLO III

I DISTURBI DEL COMPORTAMENTO ALIMENTARE

Che cosa hanno in comune una persona sovrappeso che mangia parecchio e frequentemente con una che ogni tanto deve essere ricoverata perché rischia di morire siccome si rifiuta di alimentarsi quanto basta per sostenere il suo fisico? Ovviamente, non si tratta né del loro peso né di quanto queste persone mangiano abitualmente. Eppure, in un certo senso sono come le due metà delle figure nelle carte da gioco. Si può quindi parlare come gruppo dei "disturbi della condotta alimentare", anche se l'elemento in comune e intorno al quale ruotano le diverse situazioni non è ancora chiaro.

Vediamo brevemente quali sono questi disturbi con l'aiuto di qualche specchietto:

Anoressia nervosa (tratto dal DSM-IV-TR)

- Rifiuto di mantenere (o mancato raggiungimento) un peso corporeo al di sopra dell'85% del peso minimo normale per l'età e per la statura.
- Intensa paura di acquistare peso o di diventare grassi, anche quando si è sottopeso.
- Percezione corporea anomala rispetto all'oggettività del modo in cui il soggetto ha esperienza del proprio peso e della forma del proprio corpo o eccessiva influenza del peso e della forma del corpo sulla valutazione di se stesso (autostima) o negazione della gravità del sottopeso.
- Amenorrea, ovvero assenza di almeno tre cicli mestruali consecutivi o amenorrea primaria, ovvero mancato inizio delle mestruazioni entro l'età prevista.

segue

Sottotipi (tratto dal DSM-IV-TR)

- Con restrizioni (*restricting type*): nell'episodio attuale di anoressia nervosa, il soggetto non ha presentato regolarmente episodi di abbuffate o condotte di eliminazione (per esempio, il vomito autoindotto, uso di lassativi, diuretici o clisteri).
- Con abbuffate/condotte di eliminazione (*binge eating/purging type*): nell'episodio attuale di anoressia nervosa, il soggetto ha presentato regolarmente episodi di abbuffate o condotte di eliminazione (per esempio, il vomito autoindotto, uso inappropriato di lassativi, diuretici o clisteri).

Bulimia nervosa (tratto dal DSM-IV-TR)

- Ricorrenti episodi di crisi bulimiche. Una crisi bulimica è definita dalle seguenti caratteristiche:
  - introduzione in un definito periodo di tempo (per esempio, di due ore) di una quantità di cibo che è decisamente superiore di quella che la maggior parte delle persone mangerebbe nello stesso periodo di tempo e nelle stesse circostanze;
  - sensazione di perdita del controllo su ciò che si mangia durante l'episodio (per esempio, la sensazione di non poter smettere di mangiare o di non poter controllare che cosa e quanto si mangia).
- Ricorrenti comportamenti compensatori inappropriati allo scopo di prevenire l'aumento del peso, come il vomito autoindotto, l'uso inappropriato di lassativi, diuretici, clisteri o altri farmaci; il digiuno o l'eccessivo esercizio fisico.
  - le crisi bulimiche e i comportamenti compensatori inappropriati avvengono entrambi, in media, almeno due volte alla settimana per tre mesi.
- La stima di sé è eccessivamente influenzata dal peso e dalla forma del corpo.
- Il disturbo non si presenta esclusivamente durante episodi di anoressia nervosa.

Sottotipi (tratto dal DSM-IV-TR)

- Con condotte di eliminazione (*purging type*): durante l'episodio bulimico considerato, il soggetto presenta regolar-

mente vomito autoindotto, abuso di diuretici, lassativi o clisteri.
• Senza condotte di eliminazione (*non purging type*): durante l'episodio bulimico considerato, il soggetto presenta altri
comportamenti compensatori inappropriati come il digiuno, l'eccessivo esercizio fisico, ma non presenta regolarmente vomito autoindotto, abuso di diuretici, lassativi o clisteri.

Binge eating syndrome (BED) o Disturbo da Alimentazione Incontrollata (DAI) (tratto dal DSM-IV-TR)

1. Episodi ricorrenti di abbuffate compulsive. Un'abbuffata
   compulsiva è definita dai due caratteri seguenti (entrambi
   necessari):

   a) mangiare in un periodo di tempo circoscritto (per esem-
      pio, di due ore) una quantità di cibo che è indiscutibil-
      mente maggiore di quella che la maggior parte delle
      persone mangerebbe nello stesso periodo di tempo in
      circostanze simili;
   b) senso di mancanza di controllo nei confronti dell'atto di
      mangiare durante l'episodio (per esempio, sentire di
      non poter smettere di mangiare o di non poter control-
      lare che cosa o quanto si sta mangiando).

2. Gli episodi di abbuffate compulsive sono associati ad almeno tre dei seguenti caratteri:

   – mangiare molto più rapidamente del normale;
   – mangiare fino ad avere una sensazione dolorosa di
     eccessiva sazietà;
   – mangiare grandi quantità di cibo pur non avvertendo
     fame;
   – mangiare in solitudine a causa dell'imbarazzo dovuto
     alle quantità di cibo ingerite;
   – provare disgusto di sé, depressione o intensa colpa
     dopo avere mangiato troppo.

3. Le abbuffate compulsive suscitano sofferenza e disagio.
4. Le abbuffate compulsive avvengono in media almeno due
   giorni la settimana e per almeno sei mesi.

Si consideri questa definizione dei disturbi della condotta alimentare: *A persistant disturbance of eating behavior or a behavior intended to control weight that significantly impairs phyisical health psychosocial functioning and that is not secondary to a general medical condition or another psychiatric disorder*[1].

Definizione che fa riflettere: si fa riferimento a un controllo del peso corporeo che produce effetti indesiderati, tossici. Ma in questa definizione c'è qualcosa che manca: è una definizione "tossicologica", ovvero gli effetti tossici dei comportamenti alimentari, il rischio della vita in casi estremi sono considerati gli elementi chiave del disturbo, ossia il comportamento alimentare è patologico perché produce un'intossicazione o comunque un danno all'organismo. Ammettiamo però che queste persone, almeno per un periodo, riescano a mantenere il peso nei limiti che desiderano mettendo a rischio anche la propria vita e producendo effetti tossici sul proprio fisico, cervello compreso. Queste persone, almeno inizialmente, difenderebbero come efficaci queste misure "tossiche" di controllo del peso e molti di coloro che le osservano ne sarebbero addirittura invidiosi – riferito ai risultati.

Occorre fare un passo indietro prima che il tentativo di controllo del peso produca effetti tossici e, indipendentemente dal fatto che questo tentativo riesca – nell'anoressia, oggettivamente fin troppo. All'origine del comportamento alimentare c'è il primo comportamento particolare di queste persone che deriva dall'appetito. Che mangino poco o tanto, che riescano a non aumentare o che invece aumentino di peso fino all'obesità, queste persone sono letteralmente ossessionate dal problema del peso ma soltanto perché sono preda del proprio appetito. Anoressia nervosa e obesità hanno in comune l'incapacità di gestire l'appetito rispetto ai propri obiettivi di peso e di estetica. Anoressia e obesità possono condividere agli antipodi la stessa insoddisfazione per il risultato ottenuto: entrambe vorrebbero il proprio appetito più debole, anzi assente, per non doverci più fare i conti. Perché non riescono a farci i conti. La soluzione dell'anoressia è quella di trovare il modo di vivere senza appetito; la soluzione dell'obesità dovuta a eccessivo appetito è poter mangiare all'infinito senza aumentare di peso: sono entrambe idee "deliranti", per così dire, derivate dal fatto che ci si sente incapaci di fare a meno della preoccupazione nei confronti del cibo. Se ci fosse controllo, paradossalmente ci sarebbe indifferenza.

Per i casi estremi di anoressia e di obesità, recuperare il controllo significa automaticamente prendere un po' di peso o perderne un po' ma, per tutta una serie di casi intermedi, recuperare il controllo può semplicemente voler dire riuscire a non preoccuparsi più a causa del peso. I tentativi della terapia dell'anoressia nervosa non di rado comprendono farmaci che mirano a ridurre l'intensità dell'appetito perché, con un piccolo aggiustamento in questo senso – paradossale rispetto alla tossicità della denutrizione –, il comportamento alimentare si placa e la persona accetta un piccolo ma provvidenziale aumento di peso, si ingrassa riducendo l'appetito: un paradosso che può avere senso soltanto in un disturbo dell'appetito. Invece, quando l'aumento di peso avviene in maniera inevitabile sul piano medico con la nutrizione endovenosa o con sondino perché c'è urgenza di prevenire la morte, il disturbo non viene intaccato nella sua componente psicopatologica di fondo. Il percorso che può riportare una grave anoressia nervosa a un peso "normale" è lento e in genere è penoso se il metro rimane, anche fuori dalle condizioni di urgenza, presentarsi alla visita di controllo con un peso aumentato. Spesso, con questo tipo di pressione farmacologica o comportamentale, si osservano miracolosi recuperi di peso che sfociano sul versante opposto, perché non è il comportamento a essere cambiato, ma è il disturbo che ha cambiato forma su tale versante – ingrassamento anziché dimagrimento – ma sempre intorno a un'incapacità di controllo automatico dell'appetito.

Riguardando i criteri diagnostici, in realtà la cosa particolare di questi disturbi non è il comportamento in sé: è il fatto che il comportamento non si allinea con la volontà della persona. Nell'anoressia, la persona è preoccupata nonostante il peso basso; nella bulimia la persona si abbuffa nonostante attribuisca una grande, centrale importanza al peso corporeo. Nel BED/DAI si dice chiaramente che le persone mangiano non per fame e – aggiungerei – non hanno paura della fame. Tutte e tre le categorie sono terrorizzate dall'appetito.

La prima descrizione della bulimia la inquadrava come una *An ominous variant of anorexia nervosa*[2]. Anche le altre varianti dei disturbi della condotta alimentare possono essere in effetti descritti come varianti, più o meno inquietanti, delle sindromi "estreme" rispetto al peso, anoressia da una parte e obesità da eccesso di appetito dall'altra, tutte insieme varianti di una perdita di equilibrio sull'appetito.

Mettiamo che l'anoressia sia guidata da una "spinta verso la magrezza" che queste persone quindi hanno in eccesso, con conseguente dimagrimento fino a valori preoccupanti. Perché allora un altro criterio diagnostico è quello della paura di prendere peso? Chi riesce a mantenere il peso "in ribasso", perché dovrebbe avere paura di ingrassare? In linea teorica, dovrebbe anzi sentirsi immune da questo rischio. Se tutto originasse da una fortissima paura di essere "grasso" o anche "normale", non giustificherebbe però il riuscire a dimagrire. La "spinta per la magrezza", che persiste anche quando il peso è critico per la sopravvivenza, è giustificata invece dal fatto che soltanto una spinta verso la magrezza garantisce protezione contro l'appetito, che non può avere un'espressione normale, ma è sempre una perdita di controllo indipendentemente dal peso e dall'entità del cibo assunto. La persona anoressica non ritiene di poter controllare l'appetito, per cui anche prendere un chilo diviene un problema perché significa levare le briglie all'appetito.

Certamente, si può pensare che l'origine della perdita di controllo sull'appetito non sia la stessa tra sindromi "magre" e sindromi "grasse". L'appetito delle anoressiche, in origine normale, potrebbe perdere il suo equilibrio perché una serie di sollecitazioni ambientali o individuali conducono a un'iniziale e gratificante "magrezza" cosicché l'instabilità, di per sé naturale, di questa magrezza è vissuta nel tempo come indesiderabile e l'appetito diviene il centro sia dell'attenzione che della frustrazione[3]. Nel tempo, questa preoccupazione ottiene l'effetto contrario, ossia fa crescere l'appetito anziché "fissarlo" su livelli bassi come vorrebbe la persona. I soggetti che si iper-alimentano fino all'obesità partirebbero invece con un appetito in assoluto maggiore, con un percorso più lineare verso l'ineluttabile aumento di peso.

La bulimia fa capolino nell'anoressia, ma a sua volta l'anoressia fa capolino nella bulimia anche se come tentativo inefficace e temporaneo. La persona anoressica mangia solo perché sa di potere vomitare in seguito, quindi vomita per poter concedersi qualcosa. Vomitare, o fare esercizio o prendere lassativi, è lo strumento per andare avanti nel progetto anoressico, scavalcando il limite dell'appetito che a un certo punto si fa sentire e che chiede un conto minimo. Nella bulimia accade la stessa cosa soltanto rispetto a un progetto di non ingrassamento, nel senso che il dimagrimento non è – almeno in una determinata fase – considerato fattibile, perché l'appetito è troppo per poter dimagrire. Nel disturbo da iperalimentazione con sovrappeso, vi sono tentativi più piccoli e senza effetto, ma equivalenti di un'anoressia frustrata. Finisce che il pensiero circa a come fare a non mangiare, che nell'anoressia si riesce a tradurre in fatti, c'è anche nell'iperalimentazione, soltanto che in tal caso resta solo una buona intenzione teorica.

Così come esiste l'anoressia bulimica, esiste per così dire la bulimia anoressica: nell'una, il peso è comunque normale o basso, mentre nell'altra il peso è normale o alto. In ogni caso, è importante capire che è quando le due metà opposte si compenetrano che il disturbo diventa tale: il disturbo c'è quando il comportamento alimentare diventa indesiderabile rispetto al risultato che la persona avrebbe intenzione di ottenere a causa di una incoercibilità dell'istinto di ricerca e di consumazione del cibo. Ai due poli opposti, anoressia e iperalimentazione sono lotte contro l'appetito, lotte senza vittoria. Chi si iper-alimenta ed è obeso perde senza poter neanche "giocare" più di tanto al controllo del peso, mentre chi ha l'anoressia non vince neanche quando riesce a ottenere risultati al limite della morte. È un gioco in cui non si vince. Per esempio, è dimostrato che la riduzione di peso non porta a essere più soddisfatti della propria immagine corporea[4]. Non dico soddisfatti pienamente, ma neanche più soddisfatti di prima. Ecco la crudeltà del gioco: la partita è vinta, invece del premio nulla di fatto. Partiamo dal polo opposto, dall'obesità: una persona obesa che dimagrisce è più soddisfatta della propria situazione? No, rimane insoddisfatta come quando era obesa e non come lo sono le persone normopeso[5]. Si potrebbe anche pensare che chi ha problemi alimentari sia un infelice dalla nascita, ma resta il fatto che risolvere i problemi alimentari non aumenta il livello di soddisfazione di queste persone ed è strano, perché l'incubo del peso è invece un fattore di infelicità. Certo, si potrebbe anche dire che il peso è un falso problema e che nasconde altro, come la paura nell'anoressia e come l'automedicazione nell'obesità, ma l'algebra non è un'opinione. Se qualcosa mi rende infelice, risolvendola dovrei essere un po' meno infelice, ma nella realtà non è così perché evidentemente, avvicinandosi al peso desiderato, non si risolve il cuore del problema. Il cuore del problema resta: resta chimicamente, resta psicologicamente, resta affettivamente.

Adesso possiamo compiere di nuovo un passo avanti e cercare una definizione più soddisfacente. I disturbi della condotta alimentare non sono disturbi prodotti sul corpo da un comportamento alimentare eccessivo o deviante. Quale scopo avrebbe una persona, pur ricercando la magrezza o il piacere, nel danneggiare il proprio corpo in maniera tale da non potere più poi raccogliere i frutti né come piacere né come soddisfazione generale per il proprio stato? Che senso ha un gioco che non riesce? C'è chi direbbe che il problema alimentare continua anche se è letale e dannoso, perché dietro c'è qualcosa di primitivo che non si riesce a estirpare e che è il vero problema irrisolto, dal quale la persona non si può liberare. Un movente occulto che spinge a comportamenti di fuga, di mascheramento, di reazione: anche se sono comportamenti dannosi, la persona li preferirebbe alla verità profonda che provoca turbamento e sofferenza. Nessuno ha dimostrato che cosa c'è dietro, anzi: nessuno ha spiegato dove andare a guardare, ossia dietro che cosa bisognerebbe guardare. Se la risposta è "nella psiche", la psiche certamente non è dietro il cervello, così come la mano non è dietro la spalla. Sicuramente, possiamo guardare i pazienti che abbiamo di fronte e allora ciò che appare è tutto diverso. Niente occultismo, ma uno sguardo davanti ai fenomeni, ai comportamenti che ci indica un istinto, un processo di potenziamento di questo istinto e il crescere parallelo di un terrore per le conseguenze di questo istinto stesso. Quando queste due valenze non si bilanciano più, la persona entra in un meccanismo a spirale e non tende a uscirne. Quindi, il cuore del problema non è dietro il comportamento, ma davanti e non inizia ancor prima del comportamento, ma si sviluppa attraverso il comportamento come una forma di sviluppo patologico di un istinto (l'appetito) attraverso un comportamento che di per sé potrebbe essere normale – mangiare e ricercare il cibo come fonte di piacere. "Disturbi del controllo dell'appetito" è quindi il termine che proponiamo e che riunisce i vari quadri dalla estrema magrezza all'estrema grassezza, dall'iperattività alla depressione.

La classificazione attuale è orientata in questo senso. Basta vedere la categoria dei "Disturbi della condotta alimentare non altrimenti classificati (NAS)", ossia quelle forme che, pur non avendo le caratteristiche dei quadri ufficialmente riconosciuti, vengono considerati disturbi:

- l'anoressia nervosa con ciclo mestruale presente;
- l'anoressia nervosa con peso attuale normale o basso, ma non estremamente basso (per esempio, l'anoressia dopo il trattamento "salvavita");
- la bulimia nella quale le abbuffate e i rimedi antiabbuffata ci sono ma non frequentemente;
- i rimedi anti-ingrassamento in soggetti che mangiano normalmente o poco (può essere un modo di evolvere dell'anoressia, ma anche la forma diffusa di preoccupazione nei confronti del peso tra persone che semplicemente vorrebbero mangiare in modo normale ed essere più magre e, facendo questo, sviluppano un incremento dell'appetito con conseguente terrore di ingrassare);
- la consumazione orale di cibo che poi non è deglutito e spesso in grandi quantità;
- l'impegno in attività di prevenzione dell'aumento di peso o di dimagrimento senza altre anomalie.

Questa classificazione ci dice semplicemente che, se il nostro problema continuo e mortificante è quello di avere meno appetito per attestarsi su un peso minore, abbiamo un disturbo alimentare. Grassi, normopeso o magri, anche se non ci siamo ancora fatti dei danni o non ce li faremo mai, anche se il peso resterà sempre quello. Non importa neanche che il cibo scenda per l'esofago: si può avere un problema alimentare anche masticando e sputando solamente senza aumentare di un grammo. L'unica costante finale è un appetito non controllato, anche se minimo. È più o meno la stessa cosa che dice Fairburn[6] a proposito della psicologia della bulimia, soltanto che il risultato di questo "impazzimento" lui lo chiama "fame" e noi lo chiamiamo "appetito". Ancora una volta, questa distinzione tra fame e appetito ritorna al centro del discorso.

Abbiamo anche detto che a un appetito non controllato si può arrivare per due vie: o perché l'appetito è tanto, e si tenderà a essere sovrappeso, o perché la preoccupazione di essere magri è tanta. Il concetto è che alla fine il circolo vizioso tra peso e preoccupazione toglie il controllo all'appetito, perché poco o tanto che sia lo tende come un elastico, quando invece la persona lo vorrebbe afflosciare e non sentirsene più dipendente. È per questo motivo che, nei disturbi alimentari, il modello del legame con il cibo somiglia al modello delle dipendenze, perché alla fine l'appetito aumenta come un corpo estraneo nella mente, sostenuto da un pensiero ossessionante rispetto o all'appetito stesso o alla necessità di essere magri o alla paura di ingrassare o ancora alla vergogna perché non lo si controlla. Alla fine, a ogni pensiero che entra, a ogni emozione che sale, la risposta che proviene dal cervello è l'appetito. Il cervello sembra non avere nient'altro da dire se non che ha voglia di mangiare o che non deve averla – che è un po' la stessa cosa vista in negativo.

Ecco perché parleremo di "dipendenza da cibo".

CAPITOLO IV

GRATIFICAZIONE: IL NOSTRO CENTRO DI GRAVITÀ

L'impressione che mangiare sia essenzialmente una fonte di grati-ficazione è meglio comprensibile proprio nelle persone che già sono invischiate in un rapporto di dipendenza con altri oggetti. Per esempio, nelle persone che abusano di droghe, com'è il com-portamento alimentare? Proviamo con questo caso simulato.

A. R. ha una storia di anoressia con crisi bulimiche. Il suo peso è ai limiti bassi della norma, ovvero è snella tendente al magro. Da quando ha iniziato a fare uso di cocaina, questa magrezza si è accentuata: per esempio, il viso è più scavato, i lineamenti sono più tirati e i vestiti cominciano ad andarle leggermente larghi. L'ossessione del cibo non è diminuita, anzi: il disturbo alimentare che aveva è ripreso e peggiorato. Se in passato aveva raggiunto un certo equilibrio, ossia mangiava poco e praticava sport per mante-nere il peso con occasionali abbuffate, ora vomita quotidianamen-te dopo abbuffate o pasti normali. Quando riduce il consumo di cocaina, la smania di cibo aumenta. Le è capitato, per esempio, di rimanere sveglia la notte con un desiderio che oscillava tra la cocaina e il cibo. Di notte il pensiero era che, se avesse scelto la cocaina, avrebbe scacciato l'appetito ma, dal momento che prefe-riva non farlo e che ormai era comunque notte fonda, forse man-giando avrebbe eliminato la voglia di cocaina. Di fatto, quando l'assunzione di cocaina si interrompe o quasi per diversi giorni, il peso aumenta almeno in parte perché aumenta l'appetito. In alter-nativa al cibo e alla cocaina, il cervello le diceva di introdurre alcol, ma il risultato in questo caso è paradossale: aumenta l'appetito e la voglia di assumere cocaina. Soltanto un'abbuffata di cocaina sospende l'appetito almeno per mezza giornata, per farlo poi tor-nare in maniera potente e incontrollabile. In questa giostra di alcol, cocaina e cibo gli stimoli non si rimpiazzano l'uno con l'altro, anzi: si richiamano a vicenda. Se la cocaina riesce a bloccare l'appetito, lo fa in uno stato di "intossicazione" e non lo fa in maniera stabile, ma producendo un ulteriore sbilanciamento dell'appetito di base appena terminato l'effetto della cocaina. In altre parole: la cocaina non sazia, ma produce un debito di gratificazione attraverso una stimolazione interna esagerata. Il debito si paga successivamente in termini di appetito. Un sistema della gratificazione "rotto" per effetto della cocaina non è più saziabile. Certamente non con la cocaina, ma neanche con altri stimoli, che non sostituiscono ma stimolano. Di solito, la regola è che lo stimolo più debole inizia la catena aumentando lo stimolo più forte.

Lasciando perdere l'esempio della cocaina, la legge funziona anche su altri tipi di condizionamenti meno potenti biologicamente. Una gratificazione sessuale o sentimentale, per esempio, quando viene a mancare improvvisamente può essere rimpiazzata dal cibo o dall'alcol. In questi casi, il rapporto con il cibo o con l'alcol, più che sostituire l'aspetto erotico, lo riproduce come fosse una forma di autoerotismo. Bevendo o mangiando un po', i desideri non calano, anzi: sono accesi, poi si portano a esaurimento con l'abbuffata, di cibo o alcolica che sia. Quindi, non si tratta di abbuffarsi per smorzare il desiderio, ma per completare la stimolazione e raggiungere qualche forma di orgasmo e solo successivamente a quest'orgasmo subentra una temporanea pace dei sensi. Naturalmente, questa pace dei sensi non è soddisfacente perché turbata da sensi di colpa, vergogna e frustrazione. Tuttavia, la sensazione orgasmica dell'autostimolazione alimentare è riferita da molti pazienti. Quando si sviluppa una dipendenza da cibo, la parte orgasmica dell'abbuffata tende a ridursi fino a diventare virtuale, quell'attimo sfuggente tra l'abbuffata e la vergogna.

In presenza di uno stimolo finale, la sequenza dell'autostimolazione è a quello che tende. Se alla fine della serata il progetto è un rapporto sessuale, cibo e alcol faranno da innesco e accensione del desiderio. Esperienza piuttosto comune è quella secondo la quale se, anziché rispettare questa sequenza si prosegue con il cibo e con l'alcol, si raggiunge un orgasmo alimentare-alcolico e il desiderio di avere un rapporto sessuale diminuisce, con conseguenti brutte sorprese nel momento *clou*.

Allo stesso modo, come nel caso di R., se la serata è "una serata di cocaina", l'alcol e il cibo saranno il preludio, faranno da battistrada per poi passare al "piatto forte".

Nei pazienti con disturbi alimentari, l'abuso di alcol è abbastanza frequente con una media del 20% nella bulimia, mentre è più raro nell'anoressia (meno del 5%). L'uso di sostanze illegali è meno frequente, con percentuali più variabili a seconda degli studi. La prevalenza di abuso di alcol o di droghe è più alta di quelle generali delle popolazioni di riferimento e come tendenza si associa alla voracità, ovvero è più frequente nella bulimia e, tra i casi di anoressia, caratterizza quelli con crisi bulimiche. I disturbi alimentari più frequenti tra i tossicodipendenti e gli alcolisti sono ugualmente quelli di tipo bulimico.

Per rappresentarsi mentalmente il meccanismo della gratificazione, pensate a una bilancia. Da una parte (a sinistra), il piatto della gratificazione e dall'altra parte (a destra), il piatto dell'appetito: gratificazione e appetito sono variabili che possono aumentare o diminuire a seconda delle condizioni. Il circuito dell'appetito appare quindi come una bilancia con una voce in entrata (stimolo interno) e una in uscita (ricerca di cibo).

L'ago indica l'appetito. Quando l'ago è nel mezzo, ovviamente non si mangia e quando è verso sinistra, e il piatto della gratificazione è pieno, si mangia poco. Quando l'ago punta a destra, e il piatto della smania è basso, si mangia tanto, mentre quando oscilla si alternano momenti di restrizione a momenti di abbuffata. Quando l'ago oscilla più veloce verso destra, tanto l'appetito è più vorace. Tenendo in mente questa immagine, si può rispondere alla domanda: quando l'appetito aumenta? Non è soltanto quando aumenta di per sé, ossia quando si appesantisce il piatto dell'appetito: è sufficiente che si alleggerisca il piatto della gratificazione, ed ecco che l'appetito diventa relativamente più pesante nel meccanismo della bilancia. Quindi, si tratta di un problema di bilanciamento: un piatto da solo non dice nulla su quanta smania di cibo ci può essere. Per esempio, può essere che si abbiano diverse fonti di gratificazione e quindi il piatto della gratificazione sia "pesante" di per sé, ma che poi l'appetito sia particolarmente sviluppato tanto da far comunque pendere l'ago a destra. Quando l'appetito aumenta a dismisura, il cibo non riesce comunque a produrre una gratificazione così grande da riportarlo in equilibrio, per cui paradossalmente si mangia tantissimo e non ci si sente gratificati, anzi: al contrario, si desidera ancora più cibo.

Nella depressione "tipica" la gratificazione diminuisce in generale, ma diminuisce anche l'appetito insieme agli altri istinti, cosicché l'assenza di cibo è un ulteriore "buco" nella carenza di piacere. Nell'eccitamento euforico, la gratificazione aumenta ma sempre meno degli istinti, che quindi tengono l'ago sempre spostato a destra in un perenne stato di appetizione per tutto e in quantità teoricamente illimitate. Esistono forme particolari di eccitamento euforico dette "stati misti", nelle quali la persona è gioiosa ma ferma al punto da poter rimanere quasi immobile in uno stato di estasi. Ecco: nell'estasi, la gratificazione interna tiene l'ago spostato a sinistra e la persona non si nutre. Anche nell'anoressia nervosa, paragonata al digiuno durante le crisi mistiche, compare questo "superpotere" che poi ha un'evoluzione maligna.

Tuttavia c'è da dire che, mentre nel mistico che digiuna o nella persona in estasi il digiuno nasce spontaneo dall'estasi e bilancia un appetito normale annullandolo, nell'anoressia l'appetito è potente ed è controbilanciato dal superpotere della gratificazione interna in maniera precaria. È sufficiente che le risorse interne calino per effetto del dimagrimento esasperato e insieme alle energie viene meno anche il contrappeso della gratificazione: allora, l'ago scatta a destra e compaiono le crisi bulimiche.

Piacere di serie A e di serie B

Il cervello possiede una varietà di sostanze chimiche che fanno da messaggeri con i quali le cellule comunicano tra di loro e fanno girare in circuiti il segnale elettrico. Al termine del circuito c'è un risultato che, per esempio, è un comportamento come può esserlo la ricerca del cibo. Si è provato a verificare se esiste una sostanza che fa da messaggero nel modello fame-sazietà: per esempio, la sostanza induce fame aumentando la sazietà. Si è cercato anche di verificare se esiste una specie di messaggio chimico che nel cervello equivale al cibo cosicché, quando calano i livelli, subentra lo stimolo a introdurre nutrimento mentre, quando i livelli ritornano alti, si smette di mangiare e non si è più interessati al cibo. Si tratta di un modello perfettamente omeostatico, a bilancia. Tuttavia, la maggior parte delle sostanze studiate non si presta a questo modello anche se influenza il comportamento alimentare.

Prendiamo una sostanza che media lo schema generale dei comportamenti di azione sull'ambiente – che siano di tipo aggressivo, consumatorio o produttivo –: la dopamina. Se ce n'è un po', c'è appetito; se ce n'è molta, c'è disinteresse verso il cibo; se non ce n'è per niente, c'è molto appetito.

Fin qui sembrerebbe tornare il modello omeostatico: cala la dopamina, si mangia; aumenta, si smette di mangiare. Ma non è così. Quando si inizia a mangiare, la dopamina normale aumenta alla vista del cibo, aumenta durante il pasto e soltanto alla fine cala, portandosi dietro l'appetito che si esaurisce. Se si ostacola l'azione della sostanza otturando appositamente i punti nei quali agisce, si aumenta l'appetito. Ciò con una variante interessante: si consideri una persona alla quale piace mangiare un dolce preconfezionato che può acquistare al supermercato sotto casa ma meno buono, oppure che può andare a prenderlo in una pasticceria dall'altra parte della città, facendosi mezz'oretta a piedi ma ottenendo un prodotto decisamente migliore. Normalmente, la persona preferisce la pasticceria perché desidera avere il piacere maggiore. Se noi la trattiamo ostacolando l'azione della sua dopamina cerebrale, vediamo che si accontenterà di andare al supermercato sotto casa. In realtà, l'esperimento è compiuto sui topi, ma è la stessa cosa. Lo stesso può valere nel paragonare un cibo a un piacere diverso: tra andare a ballare e stare a casa a guardare la TV mangiando un pacchetto di patatine, la persona con quantità maggiore di dopamina nel cervello deciderà di andare a ballare, mentre quella con meno dopamina sgranocchierà patatine.

Quindi, quando si ostacola il circuito in cui la dopamina fa da messaggero, l'appetito tende ad aumentare, anche se si orienta verso oggetti più vicini e immediati. Ciò non significa che chi consuma quello che ha a portata di mano provi meno piacere: entrambi gli appetiti, a lungo e a corto raggio, producono la loro soddisfazione, piccola o grande che sia, ma comunque apprezzabile. Almeno non a condizioni normali. Certamente, dipende dal punto di riferimento dell'appetito: la persona che conosce il cibo più buono, quando si accontenta di quello meno buono lo identifica appunto come tale, in genere se ne abbuffa e non ne prova grande soddisfazione in quanto si tratta di un ripiego. Sarà forse per questo motivo che i cibi più buoni non sono consumati in porzioni considerevoli: infatti, il nettare degli dèi è un cibo consumato in piccolissime quantità. Si consumano i cibi meno buoni cercando di sublimare la mancanza di cibi migliori intorno ai quali il nostro cervello si regola: quando si mangia il dolce del supermercato sotto casa, se ne mangia una doppia porzione per cercare di produrre un piacere simile a quello del dolce della pasticceria, purtroppo però senza riuscirci.

Il riverbero

Nell'appetito esiste comunque un meccanismo riverberante: lo stesso stimolo che ha innescato l'appetito cresce durante il pasto. Le sostanze che aumentano si possono misurare direttamente, oppure se ne può avere una prova indiretta. Per esempio, si può ostacolare il funzionamento del meccanismo di un altro circuito implicato nell'alimentazione, quello delle endorfine, con una specifica sostanza che blocca l'attività del circuito – il naloxone – e vedere come varia l'effetto a seconda della situazione: il naloxone riduce l'alimentazione se esso viene somministrato mentre l'individuo sta mangiando. Invece, nessun effetto accade se si somministra del naloxone mentre la persona è a digiuno, quindi se ha fame ma non sta ancora mangiando, e nessun effetto si verifica neanche se lo si somministra quando i livelli di zucchero nel sangue stanno calando, ovvero quando le riserve energetiche sono in esaurimento. Almeno in questo circuito, il messaggero chimico sembra importante nel guidare il pasto ma non a partire da una situazione di necessità – come il calo di zuccheri o il digiuno –, bensì da un pasto già iniziato. In altre parole: è come se ci volesse di più a fermare una persona che sta già mangiando di un'altra che è a digiuno e che dunque non ha ancora toccato cibo.

È paradossale, ma con la fame in corpo si può tirare avanti ancora un po', mentre con l'appetito addosso invece abbiamo "preso il via".

Il meccanismo riverberante è quello, per intenderci con un esempio, del riverbero della voce che avviene nel microfono: se parliamo dentro a un microfono, la voce si amplifica, il suono rientra nel microfono stesso e si ri-amplifica fino a produrre un fischio insopportabile. Lo stesso che accade quando si chiama da casa un telequiz: la voce che esce dal televisore entra nel telefono e viene ri-amplificata dal televisore stesso e, anche in questo caso, il fischio è insopportabile. A ogni giro si amplifica il segnale. La stessa cosa accade nei comportamenti di consumazione: esiste una fase di amplificazione del segnale, ossia più si mangia e più si mangia ancora, fino a una saturazione che corrisponde a una temporanea interruzione del ciclo, uno stato di raffreddamento e di refrattarietà agli stimoli. La saturazione impedisce il fischio, che è un segnale di sovraccarico del sistema, un'amplificazione infinita. In altre parole: prima di esplodere, un meccanismo automatico ci fa smettere di mangiare. Non si tratta soltanto di un meccanismo automatico con un solo passaggio, ma di un meccanismo bifasico, ovvero a due fasi: nella prima fase il segnale aumenta, mentre nella seconda viene spento.

E la fame che fine ha fatto? Ah! Giusto: è uno dei motivi per i quali si cerca il cibo e si inizia a mangiare, ma non sembra affatto il motivo per il quale si continua a mangiare. E finisce molto prima della sazietà, che invece è l'acqua che spegne il fuoco dell'appetito.

Capitolo V

Il mangiare emotivo. Cibo come antidepressivo?

Quando ci si confronta intorno alle spiegazioni da dare all'appetito eccessivo, possono emergere dei discorsi tipo: "Mangio perché sono depresso", oppure: "Per me, il cibo è un antidepressivo".

In effetti, queste affermazioni hanno un loro fondamento, ma alla fine la realtà anche in questo caso è capovolta. Si dice che chi ha problemi di controllo alimentare ha la "fame nervosa". Nell'aggettivo "nervosa" è contenuto l'equivoco di fondo: "fame nervosa" indica che è c'è in gioco qualche forma di malessere mentale, per esempio l'ansia o la depressione, ma la qualifica "nervosa" richiama anche il concetto della frenesia, della smania: fame smaniosa, frenetica, che non è normale perché c'è una voracità sproporzionata rispetto all'effettiva necessità di rifocillarsi. Infatti, il "nervoso" non è proprio della fame quanto piuttosto dell'appetito e la carenza, facilmente comprensibile, non è quella di energie e di nutrienti, ma di uno squilibrio del sistema di ricerca della gratificazione. Sarà quindi depressione o piuttosto una forma di agitazione a spingere verso il cibo quando non si è mentalmente a proprio agio?

Intanto, partiamo con il chiederci: mangiare perché si è depressi avrebbe un senso biologico? Parrebbe di sì: l'atto di mangiare libera in maniera diversa sostanze a effetto antidepressivo e lo fa stimolando le terminazioni nervose del gusto o liberando con la digestione sostanze derivate dal cibo che, attraverso il sangue, arrivano poi nel cervello. In particolare, alcuni cibi sono dotati di questa proprietà e le persone che li consumano riferiscono spesso di usarli come antidepressivi o come ansiolitici naturali.

Nelle proteine del latte e del frumento[1] sono stati individuati alcuni "pezzetti" che ricordano per struttura le sostanze oppioidi

prodotte dal nostro organismo e chiamate "esomorfine" o "morfine" e provenienti da fuori, esterne. Per verificare se questi "pezzetti" avessero o meno effetti simili alla morfina, sono stati condotti
esperimenti sugli animali che hanno dimostrato un effetto analge-
sico, il quale segue proprio il meccanismo della morfina.

Tuttavia, il fatto che una proteina alimentare, opportunamen-
te spezzettata, dia origine a pezzetti dalla struttura simile a quella
oppioide non significa niente di definitivo. Intanto, bisogna dimostrare che nel processo normale di digestione lo spezzettamento
avviene proprio in maniera tale da produrre questi pezzetti e non
altri, ossia che la demolizione delle proteine alimentari produce
come risultato proprio questi frammenti. Successivamente, è
necessario stabilire se queste sostanze, una volta nel sangue, sono
filtrate nel passaggio al cervello oppure no perché, se lo sono, le
loro proprietà rimangono solo sulla carta e in realtà non hanno
modo di manifestarsi. In terzo luogo, è necessario che gli effetti si
verifichino alle quantità normalmente ingerite e non a livelli molto
maggiori, altrimenti si tratta di effetti soltanto teorici.

Tuttavia, alcune persone potrebbero avere una particolarità
nella digestione: si tratta di una proteina digestiva che è respon-
sabile dello spezzettamento delle proteine alimentari, la DPP-IV,
che in particolare attacca questi frammenti. Chi geneticamente
possiede questa proteina in poche quantità tenderebbe ad assor-
bire questi frammenti indigeriti con attività oppioide in quantità
elevate, se l'alimentazione è composta in prevalenza da latticini e
da frumento. Per esempio, una parte di bambini affetti da autismo
ha nelle urine una quantità superiore al normale di questi pezzetti proteici; quando questi bambini si sottopongono a una dieta
priva di fonti possibili di esomorfine, si nota in loro un miglioramento mentale. Rimane però il fatto che un legame con il comportamento alimentare è improbabile, poiché non si tratta di un
segnale riconoscibile dall'organismo nell'immediato – il tempo di
una digestione.

La stessa ipotesi è discussa anche nel caso dei preparati contenenti serotonina, una sostanza anch'essa utilizzata dalle cellule
nervose per comunicare nei loro circuiti. Anche in questo caso,
sussiste il problema che il cervello è come una fortezza, la quale

non risente automaticamente di ciò che accade fuori – ossia nel sangue –, ma ha un suo filtro. I farmaci che agiscono sulla serotonina non la contengono, ma potenziano l'attività di quella già presente. Se invece si dovesse ottenere lo stesso effetto caricando per via alimentare il sangue di serotonina, si produrrebbe uno stato di intossicazione senza avere ancora inciso molto sull'umore. Al di là dei miti alimentari, il farmaco che si usa per far arrivare più mattoncini in modo da costruire più serotonina nel cervello è l'idrossi-triptofano, che passa il filtro sangue-cervello e lì può essere utilizzato per "fare serotonina".

Tuttavia, c'è da aggiungere che, anche se contaminassimo il cibo con farmaci antidepressivi veri e propri, non ci sarebbe da attendersi un rapido miglioramento dell'umore dopo il pasto, perché l'azione antidepressiva si realizza a distanza di molti giorni. L'effetto rapido somiglia più a quello di una droga e le droghe non sono tanto antidepressive quanto euforizzanti, che è una cosa diversa. Il fatto che il cibo possa, a livello chimico, avere un effetto euforizzante non risolve però la situazione. Non è vero che nelle depressioni le persone mangiano sempre di più: nella depressione cosiddetta "tipica", l'appetito si riduce cosicché non si innesca alcun meccanismo di compensazione, vale a dire che, in reazione alla depressione, il cervello non accende l'appetito per introdurre antidepressivi naturali, ipoteticamente utili.

Vi è invece questa relazione nella cosiddetta "depressione atipica", nella quale l'appetito non è ridotto e spesso addirittura aumentato. La cosiddetta "fame nervosa" è un sintomo di questa forma di depressione e si associa a una sensazione di malinconia, angoscia e smania che recedono quando lo stomaco si riempie. Tuttavia, al di là di questo effetto non si può dire che l'umore della persona subisca un pronto cambiamento. La maggior parte delle persone che soffrono di depressione con "fame nervosa" mangia e poi va a dormire oppure si alza durante la notte, mangia e torna a dormire. Anche il depresso "atipico", con la sua fame nervosa, non si rimette in sesto ma continua a essere depresso. Se da una parte il cibo serve forse come sedativo naturale, dall'altra si aggiungono sensi di colpa, disgusto per avere ceduto all'appetito e preoccupazione circa le conseguenze che si avranno sul peso. La persona si calma perché non è più smaniosa, ma affermare che stia bene dopo aver mangiato è spesso falso.

Gli autori inglesi parlano di *emotional eating*, ovvero di assunzione di cibo in risposta a stati emotivi in genere a insorgenza brusca dopo delusioni, litigi, fallimenti e quant'altro: emozioni negative, quindi. Anche in questo caso, nessuno parla del fatto che nella normalità il mangiare umano è spesso *emotional* e associato invece a emozioni positive. Inoltre, l'emozione negativa del momento non è sufficiente a giustificare l'esplosione dell'appetito. Uno studio su persone depresse – depressione "atipica" – dimostra, per esempio, che la bulimia nervosa è presente ma tendenzialmente in persone con emotività instabile, ossia alterna fasi inibite a fasi eccitate, non importa se di umore buono o cattivo. "Mangio perché sono depresso" è l'apparenza: in realtà, "mangio perché sono eccitato". Per comprendere meglio, addentriamoci nel cervello. Si potrebbe pensare che, quando mancano determinate sostanze chimiche che tengono alto l'umore, si inneschi allora qualche meccanismo che spinge a cercare cibo, in particolare il cibo che rimpiazza quelle specifiche sostanze mancanti, come se il cervello avesse uno stomaco che, quando si svuota, spinge a cercare nutrimento per riempirlo. Insomma: un meccanismo compensatorio, omeostatico. Ma nei fatti, ciò non funziona proprio così. L'appetito si può accendere con una scintilla, come nel caso dell'accendigas dei fornelli. Se offriamo un cibo, un punto del cervello rilascia sostanze che ci inducono a mangiare; con questa scintilla scatta il pasto e le sostanze che spingono a mangiare continuano a essere liberate. A un certo punto, ma solo dopo un po', l'appetito si riduce e si smette di mangiare. Non si mangia tanto quanto basta, ma si mangia per un po' con un meccanismo automatico che spinge a mangiare ben oltre quello che è sufficiente a tirare avanti. Se partiamo da una situazione di digiuno prolungato, entra in ballo anche la fame che è un segnale di bisogno immediato di introdurre qualcosa, ma il meccanismo che scatta è quello di base, quello dell'appetito che, una volta risolta la componente fame, procede. Il meccanismo dell'appetito scatta anche senza la fame, specialmente se è disponibile un cibo con determinate caratteristiche o un cibo già memorizzato come "preferito". L'inizio del ciclo non deve quindi per forza essere in una condizione di carenza di nutrienti e dunque non è "permesso" per bilanciare un vuoto che si sta creando. Se esiste un legame tra la carenza di determinate sostanze, la depressione e l'appetito non è un legame di tipo compensatorio. Se, per esempio, mancano determinate sostanze, non vengono né l'appetito né la spinta a vivere. Se ne mancano altre può subentrare la "fame nervosa", ma per un meccanismo che non origina né termina su queste stesse sostanze chimiche.

Sembra piuttosto che l'appetito, per esserci, abbia bisogno della presenza di determinate sostanze nel cervello: se tali sostanze ci sono, l'appetito viene fuori e, attraverso l'appetito stesso, queste sostanze aumentano ancora di più. Un meccanismo riverberante. Il tutto si ripete ciclicamente, tenendo in movimento anche altre funzioni cerebrali.

Forse, qualche cosa in meno va storto nella fase conclusiva del pasto, ossia quando dovrebbe subentrare un meccanismo di antiappetito che fa svanire la smania di mangiare. Questo freno che manca e che rende sfrenata la "fame nervosa" è probabilmente la stessa cosa che rende l'innesco iniziale così eccessivamente vivace e violento. Insomma: nella "fame nervosa" si inizia a mangiare per la stessa ragione per la quale poi non ci si trattiene e si svuota il frigo. Spesso, l'esperienza della "fame nervosa" – continuiamo a chiamare così l'appetito eccessivo – è diversa dall'appetito fisiologico, perché nel progetto di mangiare non c'è limite: se c'è una torta, si mangia tutta la torta; se c'è un pacco di biscotti, si mangiano tutti i biscotti; se c'è una confezione di pasta, si mangia tutta quanta la pasta. Non esiste più il concetto di "porzione": la porzione di chi ha "fame nervosa" è semplicemente "tutto il cibo disponibile". A volte, diventa perfino "tutto il cibo che ci si può procurare" anche uscendo a comprarlo per poi tornare a casa e continuare l'abbuffata. Parte dell'umiliazione di chi si abbuffa sta proprio nel fatto che si è mangiato una torta – e con questo ha già esagerato –, ma aveva immaginato di mangiarsene ben due, quindi nelle intenzioni si sente ancora più colpevole di quanto non lo sia nei fatti. Il pensiero: "Come ho fatto a mangiare una torta intera?" è niente in confronto a: "Come ho fatto a desiderare di mangiare ben due torte intere?". Quindi, forse il freno manca perché, quando si prende troppa rincorsa, si frena inevitabilmente più in avanti. L'abbuffata finisce "più in là" del pasto – in termini di quantità – perché l'appetito è partito con grande rincorsa. Il freno, di per sé, forse è anche normale ma purtroppo non produce lo stesso effetto.

Insomma: quello che va storto non è una "mancanza", ma una "presenza" – semmai eccessiva in sé –priva di freni, troppo potente: c'è troppo appetito nel cervello e dunque si mangia troppo.

Allora, perché le persone con problemi di appetito spesso giustificano l'atto di mangiare eccessivamente con la depressione? Ci sono due motivi. Il primo motivo, è come se lo avessimo già detto: si giustificano. Dato il sentimento di vergogna, c'è bisogno di una giustificazione che regga e l'appetito non può essere una giustificazione, anzi: è proprio il nucleo della vergogna e il "troppo" imbarazzante. Allora, si spaccia l'appetito per fame e quindi per un bisogno: si dice di avere bisogno di mangiare per colmare i buchi della depressione. Ovviamente la fame di per sé è un bisogno ma, quando è evidente che si mangia anche tra i pasti e in quantità assolutamente esorbitanti, non si può semplicemente affermare che si mangia per fame. Allora serve un buco più profondo e che susciti più compassione negli altri. La depressione si presta a essere una buona scusa: "La depressione mi svuota di endorfine e io riempio questo buco con il cibo". Il secondo motivo di questa spiegazione è che, chi mangia con l'umore depresso, se ne lamenta di più. L'alimentazione è più o meno la stessa, ma cambiano altri aspetti, quali per esempio i sensi di colpa e il pensiero che il problema è insormontabile. Quando si è depressi, si mangia peggio a parità di quantità. Le abbuffate depresse sono abbuffate sgradevoli fin dall'inizio, la vergogna e la colpa nascono quasi subito e comunque mangiare è una specie di isola di gratificazione in un mare di solitudine e di malinconia. Quindi, finita l'abbuffata ci si sente ancora più soli, anche se magari meno angosciati.

Il rapporto tra umore e dipendenza da cibo è un vero rompicapo per chi soffre anche di sbalzi d'umore. Quando la persona è depressa, l'appetito sembra fare di tutto per demoralizzarla ancora di più, perché quando va bene resta uguale e quando va male aumenta perfino. Non c'è da sperare di essere depressi al

punto tale che anche l'appetito si riduca, perché ciò significhe-
rebbe che la depressione è grave. Quando l'umore torna normale, o addirittura è euforico, l'appetito lo segue e aumenta. La preoccupazione per il peso e per gli sforzi tesi a controllare oscilla
con l'umore, ma ottenendo il risultato secondo cui quando la
preoccupazione è minore, saranno minori anche gli sforzi e
quando ci si sforza di più, aumenterà anche la preoccupazione.
Poiché quanto più si pensa al cibo tanto più si finisce per mangiare, in realtà gli sforzi risulteranno vani. Inoltre, gli sforzi di un
depresso sono per definizione meno efficaci, quindi fallimentari
o abortivi. Quindi, alla fine dei conti da depressi ci si angoscia e
ci si sforza di più, ma inutilmente, e il peso non diminuisce.
Quando l'umore è buono, ci si potrebbe sforzare con qualche
maggiore risultato: peccato che ci importi di meno e l'appetito in
sé sia ancora più vivace. Basta! Chiunque abbia giocato un po' a
questo gioco si stufa, lascia perdere e conclude che il caso è
uguale allo sforzo. Chi vive questo altalenare dell'umore preferisce tutto sommato una minore preoccupazione: se in ogni caso
c'è poco da fare, almeno una persona non ci pensa e perde meno
tempo con inutili tentativi. Questa è un'ironica rassegnazione,
perché emerge che la migliore condizione per chi dipende dal
cibo è proprio quella di evitare di concentrarsi sul problema con
pensieri e tentativi. È un po' come una riprova che dimostra
come non si abbia controllo e quindi è preferibile non cercare di
averlo: per lo meno, la frustrazione è minore. Insomma: per star-
sene almeno tranquilla, questa malattia costringe una persona a
evitare di cercare un rimedio.

Il piacere a portata di mano, forse il legame tra depressione e
cibo, si può descrivere così.
Esiste un curioso esperimento realizzato sui topi che spiega
abbastanza bene il rapporto tra cibo e umore. Diciamo che ci sono
dei topi in un labirinto e che si mette loro del cibo in posizioni più
o meno elevate in maniera tale che, per procurarselo, i topi debba-
no salire più o meno in alto per raggiungerlo. Per certi cibi, i topi
sono disposti a salire in alto e si tratta dei loro cibi preferiti. Se si
somministrano alcuni farmaci depressivi che riducono le forze, la

vivacità e l'iniziativa, i topolini diventano pigri: non perdono
l'istinto a mangiare, ma neanche salgono più in alto limitandosi
solo a prendere il cibo disponibile ai livelli bassi, a portata di mano,
insomma. Il topo depresso ha ancora un desiderio ma più pigro,
quindi rinuncia a ciò che si trova in alto e si ferma ai piani bassi. Se
in alto c'è il cibo più buono, e in basso c'è quello di seconda categoria, il topolino depresso si accontenta di quello peggiore.

Una cosa simile si osserva negli esseri umani che prendono
questi stessi farmaci, i cosiddetti "neurolettici". Queste persone,
per quanto curate nei sintomi principali della malattia come deliri, allucinazioni e agitazione rimangono spesso "frenati", lenti
nelle azioni e nei pensieri e tipicamente mangiano di più, fumano
di più e talvolta bevono anche più alcolici. Queste persone si
muovono meno, il loro raggio d'azione si riduce a ciò che si può
avere a disposizione in casa o girando intorno al proprio isolato. I
neurolettici agiscono creando una interferenza con un circuito
che utilizza una sostanza motrice: la dopamina. Quando c'è tanta
dopamina, si cerca il cibo che piace di più sostenendo gli sforzi
necessari, ovvero si ha più spinta e motivazione nel mangiare.
Quando la dopamina viene bloccata da alcuni farmaci che le si
parano davanti impedendole di agire, il cervello diventa vorace di
cibo in una maniera pigra, perché nello stesso tempo si ha appetito ma con poca motivazione. Quando di dopamina ce n'è tanta,
ma proprio tanta, troppa – o si fa in modo da ingannare il cervello facendo sembrare che ce ne sia troppa –, con alcune molecole
che la "imitano", allora l'appetito si riduce. La nausea è un comune effetto collaterale di questo eccesso di dopamina o dei suoi
imitatori. Quando di dopamina ce n'è poca, l'appetito cala: è un
sintomo importante della depressione "tipica" e si associa al
dimagrimento.

Dunque, si potrebbe delineare questo scenario con umore e
appetito:

• basso umore, basso appetito, bassa attività generale: è il modello della depressione "tipica" (altrimenti detta "melancolica").
  Non si hanno energie, si spegne tutto: la spinta vitale, gli istin-

ti – compreso l'appetito per il cibo – e la motricità. Si tende a dimagrire;

- basso umore, alto appetito, bassa attività generale: è il modello della depressione "atipica". Si spegne la spinta vitale, ma non la motricità che però non si attiva se non ha a disposizione "a portata di mano" gli stimoli da consumare, quindi anche il cibo. C'è un piacere pigro, a corto raggio, e il resto dei piaceri rimane lontano, inaccessibile senza che vi siano ostacoli reali se non l'insufficiente spinta ad andarseli a prendere. Ci si muove poco e si tende a ingrassare;

- somigliano a questo modello i disturbi che tendono al peso eccessivo, come la bulimia nervosa semplice e ancora di più il disturbo da alimentazione incontrollata (BED, *binge eating disorder*). Se ci sono condotte di neutralizzazione delle calorie assunte, tipicamente sono a basso sforzo (farmaci, vomito);

- alto umore, basso appetito, alta attività generale: è il modello dell'anoressia nella fase di compenso. Ci si muove molto, si è iperattivi anche senza produrre nulla di particolare, si è di umore positivo e convinti di essere al di sopra degli eventi con una sensazione di controllo su di sé prima che sul resto del mondo. L'appetito è un sottofondo trascurabile, mangiare sembra una necessità ma non un piacere, pertanto si può minimizzare. Si tende ad andare sottopeso. L'evoluzione di questo quadro è verso il quadro successivo;

- basso umore, alto appetito, attività generale alta ma meno organizzata: è il modello dell'umore disforico, furioso e agitato con tentativi di riprodurre un piacere che sfugge nel momento stesso in cui si materializza. C'è voracità nei confronti del cibo e anche abbastanza iniziativa per correre ai ripari rispetto al peso sulla spinta di un umore rabbioso e dominato dallo spavento per lo spauracchio dell'aumento di peso. A questo modello corrisponde l'anoressia nella fase di scompenso bulimico. Il peso può essere normale o ridotto. Tra le condotte di eliminazione figura l'esercizio fisico frenetico;

- alto umore, alto appetito, alta attività generale: è il modello della fase di eccitamento euforico. L'appetito è presente come istinto accentuato insieme agli altri, al grado di iniziativa e di attività. Quanto più l'eccitamento sconfina nella sua forma patologica (mania), tanto più l'appetito e gli altri istinti sono come appagati internamente e quindi si interrompe il rapporto con l'ambiente per la ricerca di queste fonti di gratificazione (che non servono più). Le funzioni mentali generali della persona a questi livelli di eccitamento sono grossolanamente alterate, ossia c'è alienazione rispetto alla realtà circostante. Si passa allora al modello con l'appetito basso, simile all'anoressia, che pertanto può essere in questo senso assimilato a una fase di eccitamento.

Quindi, umore e cibo si incontrano quando ci sono i seguenti presupposti: si ha ancora abbastanza iniziativa da andare a cercare il cibo, si ha ancora un istinto di consumo del cibo come oggetto gratificante. La persona depressa che mangia, non mangia perché è depressa ma perché ha istinti vivaci, ma frustrati, e ripiega sul cibo come fonte di gratificazione vicina e libera. In uno stato d'umore fortemente eccitato, si possono raggiungere invece situazioni nelle quali la bilancia degli istinti è pari, come se il cervello avesse una specie di superpotere di gratificarsi da solo, e la ricerca del cibo per gratificarsi si riduce.

Due sono le tipologie di persone che devono mangiare apposta e bisogna insistere perché lo facciano: il depresso grave, che non ha appetito e non ha gratificazione interiore; l'eccitato, perché possiede un livello di carica tale da avere gli istinti addirittura fermi e non ne sente il "bisogno", se non quando sta male per denutrizione, ovvero non sente l'appetito ma ancora sente la fame.

Se poi esiste una fobia dell'ingrassamento come elemento centrale del pensiero, ecco che al sovra-eccitamento che regala il superpotere di avvertire poco appetito si associa il rifiuto orgoglioso del cibo, cosa che può accadere nell'anoressia nervosa. "Mangio perché sono depresso" significa quindi più chiaramente: "Mangio perché non sono gratificato" e il cibo è al momento l'unica fonte di gratificazione che riesco a concepire, perché le altre mi sembrano difficili, improbabili, lontane oppure perché le ho appena perse o comunque mancate. Dopo di che, se il cibo è al centro dei nostri pensieri in una vera dipendenza, allora si finge di cedere all'appetito – in realtà, non c'è semplicemente scelta – in modo tale da evitare almeno la demoralizzazione dell'ennesimo fallimento dei tentativi di resistenza. Sicuramente, alla fine si è ancora più depressi perché si è mangiato troppo.

CAPITOLO VI

DIPENDENZA DA CIBO

Dipendere ed essere dipendenti

La dipendenza – non importa da cosa – significa sostanzialmente questo: essere legati a un desiderio di qualcosa e quindi essere coinvolti nel procurarselo e nel consumarlo ma, allo stesso tempo, lottare inutilmente per far uscire quella stessa cosa dalla propria vita. La vita del dipendente ruota intorno a un oggetto, desiderato ma non più amato, odiato come fonte della propria rovina ma, allo stesso tempo, pensato istintivamente come oggetto irrinunciabile e più desiderabile del mondo. La dipendenza non è una contraddizione: la parte che desidera – in questo caso, il cibo – è istintuale, mentre la parte che lo terrebbe lontano è razionale.

In lingua inglese si usa il termine *addiction*, che significa essere indissolubilmente legati – dedicati, come i missionari – a un'attività in una maniera tale da soffrirne perché non si ha più libertà di scelta, ma si deve solo obbedire a un desiderio. I dipendenti sono come missionari "loro malgrado", volontari ma obbligati allo stesso tempo, vogliono ma non hanno scelta. Sono condannati a volere.

Dipendere non significa avere un'abitudine, per quanto esclusiva o esagerata sia, altrimenti è solo un modo di dire. Chiunque dipende da ciò che gli piace e gli riempie la vita e le giornate o, al limite, dipende dai progetti che vuole realizzare. L'andamento delle scelte di chiunque di noi è condizionato da un fattore esterno, quindi dipende da quello, ma "dipendenza" in senso medico – dunque, dipendenza patologica – significa che le nostre scelte dipendono da qualcosa di esterno, ovvero possono procedere solo se prima si è provveduto a quel qualcosa e che quel qualcosa non è uno strumento per funzionare meglio, ma disturba il nostro funzionamento. Non si dipende da qualcosa: si è dipendenti, ovvero non si esiste più, almeno rispetto a quell'oggetto, come organismi liberamente operanti, dotati di libero arbitrio funzionante. Si continua a esistere con la mediazione di quell'oggetto, di quella droga, di quello stimolo ma, allo stesso tempo, questa mediazione è un'usura, un danno. L'unico, perché a questa condizione paradossale è proprio una malattia dell'istinto, che è dirottato verso un solo fine da una forza che non riconosce più i meccanismi di controllo automatico, quelli che permettono di poter sempre scegliere.

Le dipendenze da droghe e alcol sono note da tempo. Oggi, si parla di "nuove dipendenze" o di "dipendenze non chimiche" o ancora di "dipendenze comportamentali" per indicare delle situazioni nelle quali non si è legati a una sostanza, ma a una situazione o a un comportamento stimolante: sesso, vincita al gioco, acquisti, comunicazioni virtuali. La modalità è sempre quella della dipendenza, anzi: diciamo che, in fondo, la dipendenza è sempre comportamentale nel senso che si definisce proprio per un determinato comportamento, voluto e indesiderabile allo contempo da parte della stessa persona che lo mette in atto. E anche se al posto di una sostanza chimica c'è una situazione ricercata, questa si traduce in una reazione chimica precisa nel cervello attraverso i nostri canali di senso e le associazioni tra percezioni e memorie.

Tra le dipendenze comportamentali c'è appunto quella da cibo, che è come una forma intermedia, perché il cibo è una sostanza chimica, o comunque libera sostanze che in parte sono responsabili dello stimolo in maniera diretta – per esempio, con il gusto. Si tratta di una dipendenza nuova perché è stata descritta recentemente, mentre fino a poco tempo fa esisteva ma era considerata una questione non-cerebrale, oppure un problema oggettivo – sovrappeso – che secondariamente creava demoralizzazione o addirittura era ritenuta niente affatto una malattia nel senso vero del termine, ma il risultato di una libera scelta deviata o viziata verso il cibo.

Dall'orgasmo alla polvere

In tutte le dipendenze c'è sempre un sentimento di smania finché non si mette in atto il comportamento, pensieri nei quali se ne pregusta il piacere, un atteggiamento vorace e impulsivo nel cercare la situazione e arrivare allo scopo, un piacere sfuggente durante l'atto e poi sentimenti di depressione, rabbia, vergogna e colpa accompagnati dall'intento di non ripetere più la cosa, propositi di eliminare quel comportamento dalla propria vita e addirittura sensazione di distacco e di disgusto rispetto alla cosa. Alcuni studiosi hanno pensato che la parte principale fosse quella iniziale: l'ansia di non mettere in atto il comportamento e i pensieri ossessivi di farlo, mentre altri hanno ritenuto che vi sia uno stato di depressione che spinge a ricorrere a stimoli esterni per tornare di buon umore. Altri studiosi ancora hanno classificato queste dipendenze come "perversioni" rispetto ad abitudini o vizi dello stesso genere che però sono controllati o limitati. L'autore che, a mio parere, ha invece centrato il problema e la definizione parlando della "dipendenza sessuale" e coniando il termine di "dipendenza da reazione orgasmica" è Fernando Liggio. Tuttavia, egli sembra far corrispondere lo spostamento dalla soddisfazione dei bisogni al piacere come momento in cui nasce la malattia. Io ritengo invece che il piacere sia sì il punto nodale sul quale si forma la malattia, ma a partire da una condizione fisiologica nella quale esso è il movente essenziale degli istinti, della fame, come lo è del sesso. Le sue conseguenze sono strettamente associate ma seguono il piacere, anche a cose normali.

Iniziamo da qui. In un primo momento, chi legge potrebbe dire: "Come fa una reazione orgasmica a diventare malattia ?". L'orgasmo è per definizione il culmine del piacere, la punta più alta che segna la conclusione di un ciclo di stimolazione e a cui è teso tutto il comportamento di stimolazione. In altre parole: si tende a continuare la stimolazione fino a raggiungere l'orgasmo e, se non lo si raggiunge, manca qualcosa. È questo il meccanismo che può far saltare l'equilibrio del piacere, un eccesso di orgasmo? Ma – si potrebbe obiettare – in che senso un orgasmo può essere eccessivo? Il piacere è l'unico caso dove l'eccesso non ha senso.

Infatti, non si tratta di piacere eccessivo, ma di una iperstimolazione, che significa semplicemente un'esposizione del cervello a uno stimolo, normalmente piacevole e orgasmico, che però supera la capacità del cervello di godere e che quindi crea un "debito". Le volte successive sarà come se si pregustasse un piacere impossibile, che poi non si raggiunge – non tutto – durante la consumazione. Non è eccessivo il piacere, ma lo è l'aspettativa: il cervello finisce per godere di più prima di consumare che durante la consumazione. Infatti, questo è uno dei segni della dipendenza rispetto al vizio, ovvero che si consuma anche di più, ma in realtà si gode di meno, ci si concentra di più su qualcosa come prima fonte di felicità, ma in realtà si è più infelici. Rifacendosi alla dinamica di un rapporto sessuale, si potrebbe dire che, in una dipendenza, ci si eccita più di quanto si raggiunga poi l'orgasmo e quindi il piacere massimo è prima della conclusione del rapporto.

Quando l'equilibrio del piacere comincia a rompersi, si assiste proprio a uno spostamento del piacere massimo dalla fine del comportamento (orgasmo e soddisfazione post-orgasmica) al durante e poi al prima. In altre parole: anziché avere un piacere che è anticipato con l'immaginazione, che poi sale durante la ricerca e che infine si consuma esplodendo durante l'atto, si ha un piacere che sembra esplodere prima per poi svanire al momento della consumazione per lasciare il posto a vuoto, vergogna, mortificazione, rabbia. Alla fine, si desidera talmente tanto che, prima ancora di consumare, si è già consapevoli che non ci può essere una consumazione così forte e intensa come la vorrebbe il desiderio. Il cervello smania per avere qualcosa che non si realizzerà mani nel cervello stesso, perché produrrà soltanto un corto-circuito del desiderio.

Racconto un aneddoto sul piacere e sulla dipendenza. C'è uno spacciatore di cocaina che è arrivato a vendere, al posto della cocaina, polveri bianche di vario tipo che dentro non hanno nemmeno un granello di cocaina, polveri ricavate lì per lì grattando l'intonaco dei muri imbiancati. Non si tratta di una truffa sciocca, ma qualcosa di più. I consumatori di cocaina tossicodipendenti possono arrivare al punto che la parte migliore del piacere è quella che viene dal pensiero di avere in mano la cocaina, pregustandosi l'iniezione e l'orgasmo che ne consegue. Nella frenesia di bucarsi, l'esecuzione delle operazioni è tale da produrre un vero e proprio piacere. La consumazione di fatto non c'è. Per esempio, una tossicodipendente diceva che ormai da mesi si bucava senza sentire niente – dopo –: anche se il buco andava "fuori vena", e quindi la dose rimaneva nella pelle anziché andare nel sangue, non faceva quasi più nessuna differenza. La conquista non era la consumazione, ma l'acquisto della dose e l'atto del buco. Alcuni tossicodipendenti descrivono se stessi come "bucomani", cosa che viene definita "agofilia", ossia piacere deviato dall'effetto della sostanza all'atto del bucarsi. Come a dire che il tossicomane è un perverso del buco, che preferisce alla sostanza stessa. Più che in questo senso, il tossicomane è uno che il piacere l'ha perso nella dipendenza ed è rimasto legato a un piacere che bussa forte, ma non entra mai. Ecco perché lo spacciatore di strada, al limite, può guadagnare anche sul nulla: non solo specula sulla sostanza tagliandola per fare più dosi, ma specula sul piacere. In genere, il trattamento che il tossicomane riserva ai clienti ricalca la storia del piacere dalla normalità alla dipendenza: lo spacciatore nuovo si fa pubblicità nel quartiere vendendo dosi più "cariche" – al punto che ogni tanto qualcuno ci muore per overdose – ma poi, quando i clienti sono diventati tossicodipendenti, vende loro la farina o compresse di farmaco sbriciolate o intonaco dei muri perché, a quel punto, i tossicodipendenti non comprano più l'effetto della sostanza ma l'illusione. Ciò tragicamente funziona, perché sono diventati dipendenti: investono all'infinito nell'assenza di piacere preceduta dalla sua attesa. Nella zona di Massa Carrara, famosa per l'industria del marmo, andava molto anche la polvere di marmo residua sulle superfici degli impianti di segheria.

La ruota della dipendenza: si vince sempre un altro giro

Nella dipendenza, il circolo desiderio-consumazione-disagio si ripete all'infinito lasciando senza parole e senza risorse chi ne è affetto e chi si accorge che la ruota non si ferma. All'ennesimo danno e all'ennesima vergogna – in questo caso, legati all'ingrassare o comunque al non essersi saputi controllare – segue nuovamente il desiderio di cibo. Ovviamente non subito quando si è sazi, e comunque quando si è smesso di mangiare, ma il desiderio ricompare dopo e prima di quello che dovrebbe come se non fosse successo niente. Ricompare e lo fa prepotentemente, perché non soltanto non si è riusciti a rimandarlo, ma neanche si è riusciti a ricacciarlo indietro. Il desiderio non risponde ai comandi. Il comando sarebbe la vergogna, la colpa, il desiderio di limitarsi e di evitare il danno dell'aumento di peso che non si desidera. In questo circolo che gira appunto continuamente come una ruota, chi osserva non capisce se viene prima l'uovo o la gallina: qual è il punto della ruota che inizia a girare per primo? Ma i punti sono tutti uguali, la ruota del desiderio di mangiare può iniziare a girare in un punto qualsiasi. La questione è un'altra: è strano semmai perché la ruota non si ferma. Si potrebbe fermare per due ragioni: per l'esaurimento della forza che la spinge, l'appetito, oppure perché c'è un freno. Il freno naturale della ruota è l'attrito sul terreno e quello dell'appetito dovrebbe essere la saturazione, ovvero ci si stanca di mangiare perché il ciclo del piacere raggiunge un apice e poi declina. Imparando a mangiare nel tempo, si dovrebbe poi imparare a usare anche un freno volontario per evitare di alzarsi da tavola con la mano sulla pancia dicendo: "Ah, ho mangiato troppo!".

Quindi, la ruota della dipendenza è una ruota che non si ferma più: non è strano in sé che giri, ma è strano che il freno non funzioni. Nel circolo desiderio-consumazione-disagio è quindi l'ultima parte che dovrebbe attirare subito l'attenzione ed è anche quella che definisce la malattia. La persona è malata perché esprime una volontà contraria senza che questa automaticamente si traduca in controllo del comportamento. Non è naturale e scontato che chi usa una droga non abbia il controllo: quando ciò si verifica, significa che siamo in presenza di un processo anomalo e che merita di essere trattato. Il termine ruota o "rota" è un vecchio termine diffuso nell'ambiente dei tossicodipendenti da droghe e suggerisce proprio il continuo ripetersi di un ciclo senza intervalli, senza respiro. Ogni giorno è un giro di ruota, poi più volte durante il giorno. Per alcuni specialisti, il giro sarebbe dato dall'astinenza: quando si comincia a essere in astinenza, allora non si può più rimandare l'assunzione di un'altra dose e così facendo non si esce più dal moto perpetuo tra consumazione-benessere-astinenza. Personalmente, non sono d'accordo: essere a ruota, con la droga come con il cibo, significa non essere naturalmente sazi, significa non avere un meccanismo che sa rimandare, che sa contenere. Essere a ruota significa scoprire che ogni volta che si ha voglia non c'è altra strada se non quella di provvedere, contro le nostre intenzioni di provvedere con più calma, con più piacere, evitando danni indesiderabili. Magari frenando con l'astinenza – come fanno tutti i tossicodipendenti svariate volte nella vita – si potesse fermare la ruota! Magari si potesse con la sofferenza e l'espiazione di una dieta fermare la ruota! Ma non è così. Non lo è per chi è dipendente. La ruota del desiderio ha iniziato a girare ben prima di produrre la situazione di arrivo – l'obesità o l'intossicazione – e se frena lo fa solo temporaneamente perché una spinta anomala la rimette in moto anche da sola. Non si mangia per mantenersi obesi: è un nonsenso sotto ogni punto di vista, così come non ci si droga da tossicodipendenti per mantenersi assuefatti e di nuovo in astinenza dopo un po'. Si mangia e quindi si diventa obesi, per cui la ragione è "prima" dell'obesità, non dopo. Quel "prima" non è niente di relativo a una condizione di obesità, ma riguarda l'individuo quando ancora non è grasso.

Uno degli errori nell'inquadramento dell'iperalimentazione di tipo psichico è stato proprio quello di considerarla fondamentalmente non psichica. Si parte dal definire il sovrappeso e l'obesità in termini di peso, quindi si parte a trattare la condizione con una dieta associata a metodi di incoraggiamento e di guida all'alimentazione corretta e controllata sia in termini di nutrizione che di comportamento. In questo approccio, chi ha un problema psichico – cerebrale – è considerato solo in rapporto al peso: poco grave se pesa non poi così tanto e grave se pesa molto. Quindi, una parte dei casi è sottovalutata. Il passo successivo del trattamento vede queste persone schiacciate in un paradosso: proprio a loro che non hanno controllo sull'appetito si chiede di "allenarlo", di "educarlo", quando imparare è un lusso di chi ha le proprie funzioni di base intatte e dunque flessibili. Di conseguenza, chi ha un eccesso di peso di natura psichica sarà alla fine considerato un recidivo, uno che non segue le prescrizioni perché evidentemente dice una cosa e poi ne fa un'altra o che non ha spina dorsale a sufficienza per imporsi un regime dietetico. È insomma un paziente "non serio". Errore fondamentale che dipende da un cattivo inquadramento del problema: i "meno bravi" sono meno bravi a un gioco a cui non possono giocare, ovvero quello dello sforzo per controllare l'alimentazione. Finisce che un paziente con problemi alimentari di tipo psichiatrico è considerato a volte meno grave, per poi alla fine essere considerato incurabile, visto che non risponde mai alle terapie. Sembra un dialogo paradossale tra una persona che sfreccia sulla bicicletta urlando: "Mi si è rotto il freno!" e un passante che, guardandola, le urla: "Che aspetti? Frena!". Il paziente con disturbi alimentari di tipo psichico spesso è invece indotto, dalla vergogna e dalla sfiducia, a non esprimere liberamente ciò che sente, preoccupato di far sembrare che è disposto a controllare la sua voglia di mangiare e che questa non è poi così gigantesca e incontrollabile. In pratica, il paziente si rivela e si nasconde subito dopo, perché c'è un senso di vergogna culturalmente gonfiato, entra nell'ambulatorio ed espone il problema dicendo che, in fondo, il problema... non c'è. E tutti sicuramente, se il problema non c'è, sono ben disposti a curarlo perché prevedono un facile successo... Nessuno si pone il problema del motivo che sta alla base e per il quale la persona è venuta a chiedere aiuto. Chiedere aiuto perché la sua ruota non si ferma più e perché ovviamente i freni normali non funzionano: anche se si vergogna a dirlo, e anzi finisce per dire che la ruota è quasi ferma, sappiamo che non è così.

Dipendenti si nasce o si diventa?

La dipendenza si sviluppa attraverso vari stadi (tabella 5.2). Nel caso delle droghe, si usa per esempio il termine "luna di miele" per indicare la prima fase nella quale, come in un innamoramento, c'è il miglior rapporto tra consumo e soddisfazione. Si consuma cibo abitualmente e con piacere, in quantità maggiori del necessario e quindi si tende a prendere peso, ma con una lenta ascesa. Normalmente, in questo stadio la persona non soffre, non è a disagio e può funzionare meglio in una serie di settori, però tende a essere sempre più coinvolta nel piacere ricavato dal cibo, con il timore latente di dovere a un certo punto correre ai ripari. La spia è il peso e lo è anche il legame esclusivo che tende a crearsi tra piacere e consumo di cibo. Si tratta di una fase dalla quale teoricamente si può tornare indietro. Ma chi tornerebbe indietro da una condizione di gratificazione piena, anzi magari maggiore che in passato, soltanto perché percepisce un rischio? Soprattutto, fino a che punto "godersela" e oltre quale punto tornare indietro? Nella fase successiva si aggiunge la tolleranza al cibo, ovvero l'aumento delle quantità e della voracità paradossale perché la gratificazione di fatto è peggiore e soprattutto – scusate il gioco di parole – il peso del peso si fa sempre più sentire, ossia l'aspetto desiderabile si riduce e quello indesiderabile aumenta. Il rapporto tra consumo e soddisfazione si inverte. Nella fase avanzata, il problema è visibile e coinvolge anche altre persone, nel senso che la persona cerca aiuto per risolverlo. Tipicamente, non si concentra sul movente – l'appetito – ma sul peso e ritiene che sia la variazione del peso, non l'appetito, il punto sul quale agire. Per questo motivo, la persona ricerca e risponde a occasioni di dimagrimento con il risultato del "su e giù" tra ingrassamento e dimagrimento, talvolta per scarti di pochi chili e con sforzi sempre meno ricambiati da risultati stabili. Alcuni soggetti utilizzano metodi misti con i quali controllano l'appetito ma in maniera rapida e ne inducono di fatto una esacerbazione successiva – per esempio, amfetamine. I metodi per perdere peso sono l'equivalente della disintossicazione nel tossicodipendente, ovvero non hanno impatto sul corso del disturbo e non risolvono i sintomi di fondo – l'appetito –, lasciando quindi spazio alle ricadute. Le disintossicazioni del dipendente da cibo possono corrispondere a diete, ad abuso di amfetaminici, a restrizioni in generale, a periodi di inversione del disturbo alimentare – calo importante di peso e prevalenza di restrizioni. Alla fine, come il drogato finisce per disintossicarsi tra una dose e l'altra, così il dipendente da cibo si limita a progettare diete, a compiacersi di non mangiare tra un pasto e l'altro, a scacciare l'appetito mangiando come se questo fosse un modo per mangiare meno per il resto del giorno.

Ma in tutto questo percorso, che cosa succede esattamente nella dipendenza? Com'è che si sbilancia il meccanismo della volontà e dell'appetito? Soprattutto, com'è che non torna a posto? Per spiegare il motivo per il quale una persona perde il controllo su un comportamento di ricerca di uno stimolo identificato come "piacevole", al punto da non riuscire a fermarsi neanche quando ne ha personalmente intenzione e vuole evitarne le conseguenze dirette, sono state proposte varie teorie. Le riassumiamo qui:

- la dipendenza sarebbe una caratteristica del modo di funzionare di alcuni tipi di cervello, quindi sarebbe un rischio di alcuni tipi di personalità. Un "errore", o se si vuole una particolarità, di alcuni cervelli li renderebbe predisposti a legarsi agli stimoli in maniera dipendente, ma non perché questo costituisca un disturbo, piuttosto perché questi cervelli già funzionano in maniera dipendente. Fino a oggi, le ricerche non hanno confermato questa ipotesi: tutti sembrano poter diventare dipendenti, sicuramente alcuni più rapidamente e in maniera più generalizzata di altri, ovvero su più tipi di stimolo contemporaneamente o successivamente. Non c'è però la cosiddetta "tossicofilia" o "personalità tossicofilica" con riferimento alla dipendenza da droghe. I tossicodipendenti si somigliano più per gli elementi della tossicodipendenza in sé che per il tipo di personalità. L'idea che i "dipendenti" siano più o meno tutti psicopatici, ossia particolari in senso negativo e distruttivo – antisociale – è in gran parte un equivoco legato al fatto che il tossicodipendente da stupefacenti diventa antisociale ed emarginato secondariamente;
- la dipendenza sarebbe un sintomo di malattia mentale. Chi diventa dipendente lo fa per "curarsi" in maniera intuitiva, dopo aver sperimentato per caso o per avere visto sugli altri l'effetto di un determinato stimolo su di sé. Una volta innescato il meccanismo, tenersi lontano dallo stimolo è teoricamente possibile ma sempre più difficile, perché il distacco aumenta i sintomi psichici di partenza e quindi crea un richiamo irresistibile a stimolarsi nuovamente. La ricerca non ha confermato questa teoria, perché di fatto le percentuali di persone con veri

e propri disturbi mentali, tali da far pensare che una persona paghi un prezzo salato – la dipendenza – per evitare i sintomi, sono di fatto di un terzo circa. Inoltre, ricostruendo a ritroso, le persone che riconoscono di aver cominciato ad auto-stimolarsi per controllare meglio il proprio disagio psichico sono una minoranza e comunque sono una minoranza quelle che avevano questo principale movente alla base della scelta di autostimolarsi frequentemente;

- la dipendenza sarebbe un disturbo metabolico che non ha niente a che vedere con l'uso per piacere e con l'uso per abitudine, ma ne rappresenterebbe una conseguenza inaspettata. Sulla base delle proprietà tossiche di alcune sostanze dagli effetti gratificanti – ma non di altre dagli effetti simili –, si svilupperebbe uno squilibrio nella bilancia, di cui abbiamo parlato sopra, tra gratificazione "in entrata" e appetito "in uscita". Una droga, o il cibo, produce di per sé tolleranza, ovvero assuefazione e da qui la necessità di mangiare di più o di aumentare la dose della droga per riprodurre lo stesso effetto desiderato. Quindi più ci si abitua allo stimolo, più si deve "caricarlo" per renderlo ancora piacevole, altrimenti l'appetito non è coperto, rimane un buco che richiama altro cibo o altra droga. Questo meccanismo è il meccanismo dell'astinenza, però è secondario, ovvero subentra a un certo punto ma all'inizio non c'è, comunque non è il movente logico della dipendenza perché è elastico. Ovvero, sospendendo l'autostimolazione dal momento in cui ci si è assuefatti, si soffrirà il distacco – astinenza –, ma non durerà a lungo e soprattutto si attenuerà nel tempo. Il vero punto di passaggio dalla normalità alla dipendenza non è quindi l'assuefazione e il vero legame della dipendenza non è la paura dell'astinenza. Il momento cruciale, per quanto si osserva in chi si ammala di dipendenza, è un crescente appetito come se lo stimolarsi ripetutamente e in maniera intensa con un determinato oggetto – per esempio, il cibo – facesse crescere di per sé l'appetito. Un'istruzione che rinforza l'istinto iniziale: l'abbuffata si traduce in un'istruzione di potenziamento dell'appetito. Ora: una volta che abbiamo un appetito doppio rispetto a prima, la gratificazione di base del nostro cervello

che prima era sufficiente adesso non lo sembra più. Non ci è
venuto a mancare niente, c'è quello che c'era prima dentro e
fuori di noi. Semmai c'è qualcosa in più, ovvero un eccesso di
appetito che nel confronto con la gratificazione non dà più un
risultato neutro, pari, ma dà un risultato negativo – poca gratificazione rispetto all'appetito – e quindi induce un comportamento di ricerca, induce una smania. In pratica, quanto desideriamo è relativo: se abbiamo appetito, desideriamo di più e ci
sembra di avere di meno. La gratificazione, che obiettivamente è la stessa di prima, diventa relativamente minore. I "dipendenti" sentono di volere di più, ma non potrebbero affermare
con sicurezza di mancare di qualcosa. Il paragone che si può
fare è quello di una persona che diventa ricca: a un certo punto,
si trova a godere di un gran benessere, però questo non fa la
felicità, nel senso che comunque sembra che anche il lusso più
sfrenato non sia sufficientemente appagante. Il ricco si sente
povero perché non ha ancora più lusso, ma ovviamente non
potrebbe mai affermare di essere davvero povero. È una pover-
tà relativa, perché l'appetito del ricco nei confronti della ric-
chezza è cresciuto a dismisura oltre a quanto può avere.
Subentra allora l'ingordigia, la smania per avere sempre di più
quando invece si possiede già molto come se questo desse più
piacere, ma nella realtà non è più così: non cresce tanto il piacere, quanto l'appetito. La dipendenza, specie se riferita al
cibo, può essere quindi descritta come una ingordigia cronica,
indotta dal cibo. Una specie di tumore dell'appetito.

Facendo altri paragoni per comprendere meglio, pensiamo a
un meccanismo di regolazione tipo il termostato, quello che fa
scattare il riscaldamento quando fa freddo e magari l'aria condi-
zionata quando fa caldo. Questo apparecchio funziona perché ci
sono dei valori di temperatura critica che possiamo cambiare,
ovvero stabiliamo noi che cosa significa caldo e freddo. Caldo è
quando vogliamo che non si riscaldi di più e freddo è l'inverso. La
gratificazione è al pari di una determinata temperatura, il cui significato varia a seconda di quello che noi stabiliamo sul termostato.
Se stabiliamo che scatti il riscaldamento sotto 20°C, significa che

sotto 20°C è freddo; ma ammettiamo di spostare il limite a 40°C: il termostato riscalderà anche quando siamo a 39°C, quindi surriscalderà l'ambiente. Quando c'è la dipendenza, è come se non riuscissimo a riportare la regolazione a valori normali: è caldo, eppure il termostato è regolato in maniera da comportarsi come se fosse ancora troppo freddo e continua a riscaldare. Non ci sarà mai una temperatura abbastanza calda per un termostato rotto in questa maniera, per cui non si spegnerà mai. Il riscaldamento è l'appetito del termostato e la temperatura dell'ambiente è la gratificazione. Non è mai abbastanza. È lo stesso che succede quando abbiamo la febbre, aumenta la temperatura e abbiamo sensazione di freddo, di brividi e tutto il resto. Questo meccanismo è però passeggero e sembra abbia una funzione protettiva. Avere la dipendenza è come avere una febbre che non passa, proprio in senso termico. Gratificazione ce ne potrebbe anche essere a sufficienza, noi sentiamo freddo e il corpo si attiva per scaldarsi. Il risultato è una temperatura a 40°C che può anche essere nociva e produrre deliri, insonnia, agitazione, confusione e altro ancora.

Per rispondere chiaramente al titolo di questo paragrafo: dipendenti si diventa, ma si può nascere vulnerabili. Chi è vulnerabile si ammala dopo poco tempo ma, in ogni caso, la ragione fondamentale che ammala è lo stimolo per il modo in cui agisce su qualsiasi cervello.

La dipendenza è un impazzimento dell'appetito: l'appetito aumenta mentre il piacere gli scivola via, come in una rincorsa impossibile nella quale non si avrà mai abbastanza per poter essere soddisfatti e non si potrà mai essere soddisfatti per quanta è la voracità con la quale ci si appresta a consumare. Se si considera l'atto di mangiare come un appetito, il modello della dipendenza si applica anche al cibo come alle droghe. Dove finisce il rapporto con il cibo quando si sviluppa questa che noi chiamiamo "dipendenza da cibo"? Finisce un po' come nella storia della cocaina e della polvere grattata dai muri. Chi è dipendente, sempre più desidera non tanto il cibo in sé quanto l'atto di mangiare. Si prova gusto nel mangiare, il cibo è come se passasse in secondo piano. Invece, il buongustaio prova piacere a mangiare cibi che gli piacciono, non certo tutto e non in qualunque modo o momento.

L'atto di mangiare, l'atto dell'inghiottire, prevale sul piacere nel mangiare, quindi l'oggetto vero e proprio – un determinato cibo – finisce per non esserci. Quindi, in questo senso è corretto dire che si ama il cibo e, quando invece si è dipendenti, non si è dipendenti dal cibo ma dal mangiare. Il piacere del cibo, per chi è dipendente, è riferito a un cibo non meglio identificato.

Nelle abbuffate accompagnate da una smania intensa e urgente di consumare cibo, spesso la soglia di accettabilità del cibo si abbassa. Chi si abbuffa non gusta, ma non solo: prende il cibo anche non preparato, direttamente dalla confezione, anche a temperature non adatte – freddo –, anche con le mani, anche mescolando sapori che non vanno d'accordo tra loro. Dunque, nelle abbuffate il cibo è sempre più essenziale, somiglia più a qualcosa che si mangia senza particolari distinzioni o connotati, non è più qualcosa che si ha voglia di mangiare, ma lo strumento per rispondere all'istinto secondo cui si ha voglia di mangiare qualcosa. Alla fine, si vuole mangiare un cibo che non esiste, la voglia è talmente "libera" che non ha cibi che possano corrisponderle.

Un percorso a ritroso: dall'obesità all'appetito

Nel corso degli anni, le ricerche hanno registrato un'associazione tra la gravità dell'obesità e il disagio dovuto al proprio comportamento alimentare. Ciò sembrerebbe ovvio, ma non è così: sebbene di regola un soggetto obeso desideri essere normopeso, non tutte le persone obese si sentono in colpa a causa del proprio comportamento alimentare né lo giudicano automaticamente indesiderabile. Indesiderabile è magari il peso, ma non necessariamente l'atto di mangiare o la ragione per la quale si mangia tanto. D'altra parte, ci sono molte persone sovrappeso che però non lottano con la bilancia, non pensano continuamente a dimagrire e, quando lo fanno, affrontano il problema con un certo disinteresse proprio perché per loro il non riuscirci non è umiliante: semplicemente non hanno valide ragioni per provarci. Per queste persone non si tratta di un problema così pressante e fondamentale, eppure mangiano molto e sono sovrappeso.

Ci sono poi persone che hanno problemi di iperalimentazione da fame, la cosiddetta "obesità metabolica" che, se non mangiano, stanno male e non possono funzionare normalmente ma, come conseguenza, sono obese. Queste persone possono essere infelici per la loro condizione di obesità, ma non hanno quel vissuto particolare dato dall'umiliazione di non avere il controllo sull'istinto. Quando il problema è quello della fame eccessiva e non l'appetito, la persona non se ne vergogna di per sé, perché si tratta di un bisogno. Magari se ne vergogna di fronte agli altri, ma non con se stessa.

A soffrirci mentalmente sono in particolare gli obesi, il quali tentano di curarsi e di regola sono anche i casi più gravi a livello di peso, ma il disagio si estende anche alle persone non obese, cosicché quasi due persone su dieci che intraprendono una dieta per il sovrappeso hanno un problema di iperalimentazione; si arriva a sette su dieci tra gli obesi ricoverati per complicazioni legate all'obesità. Il disturbo in questione risponde al modello del BED/DAI, del quale abbiamo visto le caratteristiche nel capitolo riguardante i disturbi alimentari. Il grado di preoccupazione degli obesi con disturbo alimentare non dipende dal peso in sé, ma dal disturbo alimentare stesso. Gli obesi con disturbo alimentare sono più angosciati dalla propria condizione. Questo aspetto è già interessante e non scontato, perché significa che un problema metabolico relativo agli zuccheri e ai grassi è percepito meglio controllabile di un problema legato a una iperalimentazione dovuta all'eccessivo appetito. Queste persone obese hanno molto da insegnarci, soprattutto con grande semplicità ci dicono che quello che tutti pensano è fondamentalmente sbagliato: quando il problema è l'appetito, il controllo è minore di quello che può essere se la causa dell'obesità risiede fuori dal cervello. Quando la causa è fuori dal cervello, il cervello può prendere in mano la situazione, mentre quando è dentro al cervello, il cervello non ci può fare niente. Si può sforzare e l'unica cosa che ne ricava è frustrazione, angoscia e vergogna. La maggior parte di noi – ci scommetto – penserebbe invece il contrario, ossia che quando la causa è l'appetito ci si può trattenere, mentre quando c'è un problema metabolico fuori dal cervello non ci si può fare niente. Un'altra questione apparentemente assurda è che peggiore è il controllo del peso e maggiori

sono le pretese che si hanno nei confronti della dieta: la dieta è
come un grido di aiuto, non è vissuta scientificamente per ciò che
può produrre, ma come una specie di miracolo. Come il giocatore
indebitato sogna la vincita che lo riscatterà e lo renderà miliarda-
rio, come il tossicodipendente sogna la disintossicazione finale
che gli farà dire di no una volta per tutte, così l'obeso affetto da
disturbo alimentare sogna la dieta delle diete, la dieta da poter
cavalcare per tornare alla normalità. Come dire che, quanto più
nei fatti percepisce l'assenza di una via d'uscita dal legame con
l'appetito, tanto più l'obeso pretende dalla dieta una soluzione
irrealistica[1]. Quindi spesso le diete, con le loro regole e con i loro
calcoli tutti corretti, per questo tipo di persone obese sono qualcosa di immaginario e nulla di reale[2]. D'altra parte, le stesse persone
non mostrano grande interesse per quei metodi che invece
potrebbero fare qualcosa, tipo l'esercizio fisico, che di solito – al
pari delle diete – non riescono a seguire, ma rispetto ai quali non
nutrono le stesse aspettative irrealistiche. Queste persone, senten-
dosi giudicate e in difficoltà, tendono a mentire riguardo la regola-
rità con la quale seguono le diete e anche l'entità dell'esercizio fisico. In realtà, queste persone mangiano più o meno come prima,
anche se in maniera più "nascosta" e si muovono poco o niente:
però, mentre non credono realisticamente di poter diminuire di
peso correndo, pensano che la dieta – come una fata che scende
dal cielo con la bacchetta magica pronta a usarla su di loro – possa
fare il miracolo. L'assurdità delle aspettative segna il punto in cui
sta il problema: non nella pigrizia e nel rifiuto dell'esercizio fisico,
ma nell'appetito. Infine, più aumenta il peso e meno sforzi si è
disposti a fare. Questo è il contrario di ciò che servirebbe: il cervello non si sta scoraggiando rispetto al resto del corpo, ma rispetto a
se stesso perché percepisce di non avere spazio di manovra, in
quanto il problema è dentro il cervello stesso.

Per completare il percorso a ritroso, aggiungiamo che non
tutte le persone con problemi di controllo sull'appetito sono
obese né sono necessariamente sovrappeso. Inoltre, chi lotta con
l'appetito può attraversare fasi di calo e di aumento in continua-
zione, quindi può avere "storia di" obesità ma essere attualmente
soltanto sovrappeso o normopeso o addirittura sottopeso. Nel

caso di un tossicodipendente, dire che ha "storia di" tossicodipendenza benché non si droghi più da un anno, sarebbe come dire che
si prevede una ricaduta, magari verso una droga sostitutiva, ma
sarebbe come dire insomma che non si prevede una guarigione
stabile. Anche in questo caso il discorso della "storia di" disturbi
alimentari dovrebbe essere inteso sempre come attuale nell'inter-
pretazione circa i comportamenti alimentari. Il peso in queste persone non obese, o non sempre obese, è una conseguenza oppure è
temuto come conseguenza e può dominare i pensieri della persona insieme alle sue implicazioni estetiche e sociali, ma non è il centro del problema. Il controllo è il problema centrale. Invece, il
dipendente da cibo se ne vergogna proprio con se stesso anche
quando il peso è normale e anche quando gli altri non sono al cor-
rente di questo suo problema.

Il modello della dipendenza si può quindi applicare al cibo. Il
quadro che ne viene fuori corrisponde al concetto di "obesità
essenziale", ovvero psicogena e, in termini di disturbo psichiatrico,
corrisponde al quadro clinico che è stato descritto come *binge
eating disorder* o disturbo da alimentazione incontrollata.
Alimentazione incontrollata e dipendenza da cibo sono, secondo
quanto abbiamo detto, due concetti sovrapponibili. Il rapporto
con il piacere, la condanna a volere secondo un istinto indesiderabile, il vissuto di perdita del controllo e di vergogna per una condizione di perdita della libertà sono le stesse dei tossicodipendenti
da droghe. L'idea che l'unico modo è quello di rassegnarsi alle
conseguenze, perché senza controllo non c'è prospettiva di un'altra vita ma soltanto la speranza di poter gestire meglio la situazione, è lo stesso pensiero che appartiene a un tossicodipendente.
Anche chi si occupa di terapia dell'obesità ha recentemente conve-
nuto che l'obesità psicogena è una "malattia cronica recidivante"
proprio come la tossicodipendenza da droghe e che il dimagrimento, così come la disintossicazione, non altera la base della
malattia ma funziona come un taglio di capelli che li accorcia ma
non ne previene la ricrescita.

Dipendenza da sostanze (tratto dal DSM-IV-TR)

Una modalità patologica d'uso della sostanza che conduce a menomazione o a disagio clinicamente significativi, come manifestato da tre (o più) delle condizioni seguenti che ricorrono in un qualunque momento dello stesso periodo di dodici mesi:

1. tolleranza, come definita da ciascuno dei seguenti:
   a) il bisogno di dosi notevolmente più elevate della sostanza per raggiungere l'intossicazione o l'effetto desiderato;
   b) un effetto notevolmente diminuito con l'uso continuativo della stessa quantità della sostanza;
2. astinenza, come manifestata da ciascuno dei seguenti:
   a) la caratteristica sindrome di astinenza per la sostanza;
   b) la stessa sostanza (o una strettamente correlata) è assunta per attenuare o evitare i sintomi di astinenza;
3. la sostanza è spesso assunta in quantità maggiori o per periodi più prolungati rispetto a quanto previsto dal soggetto;
4. desiderio persistente o tentativi infruttuosi di ridurre o controllare l'uso della sostanza;
5. una grande quantità di tempo viene spesa in attività necessarie a procurarsi la sostanza (per esempio, recandosi in visita da più medici o guidando per lunghe distanze), ad assumerla (per esempio, fumando "in catena") o a riprendersi dai suoi effetti;
6. interruzione o riduzione di importanti attività sociali, lavorative o ricreative a causa dell'uso della sostanza;
7. uso continuativo della sostanza nonostante la consapevolezza di avere un problema persistente o ricorrente, di natura fisica o psicologica, verosimilmente causato o esacerbato dalla sostanza (per esempio, il soggetto continua a usare cocaina malgrado il riconoscimento di una depressione indotta da cocaina, oppure continua a bere malgrado il riconoscimento del peggioramento di un'ulcera a causa dell'assunzione di alcol).

Specificare se:
- **Con Dipendenza Fisica:** prove evidenti di tolleranza o di astinenza (ovvero risultano soddisfatti entrambi gli item 1 e 2);

- **Senza Dipendenza Fisica:** nessuna prova evidente di tolleranza o di astinenza (ovvero non risultano soddisfatti né l'item 1 né l'item 2).

Tabella 5.1. *Ipotesi di criteri diagnostici per la dipendenza da cibo in analogia con il modello generale della dipendenza.*

Una modalità patologica d'uso della sostanza che conduce a menomazione o a disagio clinicamente significativi, come manifestato da tre (o più) delle condizioni seguenti, che ricorrono in un qualunque momento dello stesso periodo di dodici mesi:	Una modalità patologica di alimentazione che conduce a menomazione o disagio clinicamente significativi, come manifestato da tre (o più) delle condizioni seguenti, che ricorrono in un qualunque momento dello stesso periodo di dodici mesi:
1) tolleranza, come definita da ciascuno dei seguenti: a) il bisogno di dosi notevolmente più elevate della sostanza per raggiungere l'intossicazione o l'effetto desiderato b) un effetto notevolmente diminuito con l'uso continuativo della stessa quantità della sostanza	1) tolleranza, come definita da ciascuno dei seguenti: a) il bisogno di quantità notevolmente più elevate di cibo per raggiungere la sazietà o essere soddisfatti del pasto b) Una soddisfazione notevolmente diminuita con l'uso di quantità normali di cibo
2) astinenza, come manifestata da ciascuno dei seguenti: a) la caratteristica sindrome di astinenza per la sostanza (riferirsi ai Criteri A e B dei set di criteri per Astinenza dalle sostanze specifiche) b) la stessa sostanza (o una strettamente correlata) è assunta per attenuare o evitare i sintomi di astinenza	2) Il cibo è assunto per contrastare sensazioni di malessere, depressione, ansia, difficoltà di concentrazione e ridotte prestazioni che si verificano in condizioni di alimentazione ritardata o ridotta.
3) la sostanza è spesso assunta in quantità maggiori o per periodi più prolungati rispetto a quanto previsto dal soggetto	3) Il cibo è spesso assunto in quantità maggiori o per periodi più prolungati o è di tipo diverso (più calorico) rispetto a quanto previsto dal soggetto
4) desiderio persistente o tentativi infruttuosi di ridurre o controllare l'uso della sostanza	4) desiderio persistente o tentativi infruttuosi di ridurre o controllare l'appetito e/o il peso corporeo

segue

5) una grande quantità di tempo viene spesa in attività necessarie a procurarsi la sostanza (per es., recandosi in visita da più medici o guidando per lunghe distanze), ad assumerla (per es., fumando "in catena"), o a riprendersi dai suoi effetti

5) una grande quantità di tempo viene spesa in attività necessarie a procurarsi il cibo, a consumarlo, o a riprendersi dai suoi effetti (es. vomito, esercizio fisico)

6) interruzione o riduzione di importanti attività sociali, lavorative o ricreative a causa dell'uso della sostanza

6) interruzione o riduzione di importanti attività sociali, lavorative o ricreative a causa dell'impegno per il controllo del peso e dell'appetito.

7) uso continuativo della sostanza nonostante la consapevolezza di avere un problema persistente o ricorrente, di natura fisica o psicologica, verosimilmente causato o esacerbato dalla sostanza (per es., il soggetto continua a usare cocaina malgrado il riconoscimento di una depressione indotta da cocaina, oppure continua a bere malgrado il riconoscimento del peggioramento di un'ulcera a causa dell'assunzione di alcool).

7) Abitudini alimentari non modificabili nonostante la consapevolezza di avere un problema persistente o ricorrente, di natura fisica o psicologica, verosimilmente causato o esacerbato dal cibo (es.diabete, rischio cardiovascolare) o dai comportamenti di neutralizzazione (es.vomito abituale, uso di lassativi e diuretici).

Come nella tossicodipendenza, la presenza di sovrappeso/obesità e di alterazioni endocrine come l'insulino-resistenza diventano sottotipi clinici (corrispondenti al sottotipo "con dipendenza fisica" della tossicodipendenza).

Tabella 5.2

Stadio	Dipendenza da cibo	Dipendenza da eroina
Luna di miele	Peso in aumento, gratificazione +, funzioni +	Gratificazione +, funzionamento normale, coinvolgimento stretto ed esclusivo con la droga
Dosi crescenti	Sovrappeso, gratificazione -, preoccupazione e ripercussioni sociali	Aumento dosi, tolleranza-astinenza, gratificazione minore, funzionamento peggiore
Porta girevole	Impossibilità di mantenere il peso normale, coinvolgimento prominente nel controllo del peso, dimagrimenti ripetuti e instabili	Impossibilità di gestire l'uso, emarginazione sociale e dissesto economico, disintossicazioni ripetute e seguenti riprese dell'uso

Tolleranza al cibo e appetito: viene prima l'uovo o la gallina?

Chi mangia molto tende ad aumentare la quantità delle porzioni, oppure ne consuma un numero sempre maggiore, come se la porzione iniziale in qualche modo non bastasse più. Per quanto riguarda il bilancio energetico, è possibile che il corpo di chi si alimenta in eccedenza si adatti a questo ingresso eccessivo di energia con un programma di accumulo che poi si traduce nell'aumento del tessuto grasso. Tuttavia, introdurre più del necessario tanto che il corpo non saprebbe che cosa farne se non appunto accumularlo, non è solo una reazione del momento: è una modificazione che resta attiva anche dopo un po' essere tornati a un regime alimentare più moderato. Il corpo sviluppa una "tolleranza al cibo", ovvero assuefazione: in altre parole, il corpo si abitua alla presenza del cibo in eccesso in maniera tale da non considerarlo più un eccesso, ma la normale base di partenza. La differenza, come già abbiamo detto, si traduce in accumulo di grassi, il corpo diventa come una bocca sempre più grande che, vista la quantità di cibo da introdurre, si allarga per adattarvisi. Al pari di un'industria, il corpo costruisce nuovi capannoni, utilizza più mezzi e più braccia per gestire un giro di materiale in crescita. Chi si è assuefatto al cibo, quando tenta di ridurlo è come se ne avesse fame. Ovviamente, la cosa è assurda in senso generale: se ormai ci si è abituati a fare colazione con tre cornetti anziché uno solo, mangiandone uno si ha ancora fame accompagnata da sensazioni normalmente legate alla fame stessa, quali senso di stomaco vuoto, energie ancora troppo basse per iniziare le prime attività della giornata e altro ancora. Questo può proprio corrispondere a una situazione metabolica: dato che il corpo si è abituato ad avere di base una gran quantità di nutrienti, quando questi sono ridotti esso lancia un segnale di carenza. Sarebbe però sbagliato pensare che chi ha dipendenza da cibo mangi essenzialmente a causa di questo meccanismo "a trappola", ossia perché ormai è assuefatto al cibo e sta male se mangia di meno. Questa può essere una giustificazione che la persona stessa si dà per trovare un senso all'incapacità di contenere il proprio appetito, ma non è la ragione fondamentale dell'alimentazione. All'inizio della storia, alla base del graduale aumento delle porzioni, delle dosi e del numero di pasti non c'è il caso, ma c'è la prima funzione alterata che poi si porta dietro le conseguenze. Questa prima funzione è l'appetito. Si ha voglia crescente di mangiare, quindi si mangia di più e, mangiando di più, si sviluppa anche assuefazione al cibo, dunque all'appetito si aggiunge anche il fastidio di avere fame quando si mangia di meno. Quindi, è vero che chi tenta la strada delle varie diete può stare male e sentirsi debole, anche se si tratta solo di mangiare un po' meno rispetto alla norma e trattandosi però sempre di quantità abbondanti. Questo è vero perché si tratta di una vera e propria astinenza da cibo, ma non è questa astinenza la ragione per la quale si fallisce la dieta: la ragione del fallimento è la stessa che ha creato il problema, ovvero l'appetito fuori controllo.

Com'è che l'appetito va fuori controllo? La risposta esiste ed è semplicissima: mangiando. L'esposizione al cibo in maniera pesante, così come nel caso delle droghe, rinforza l'appetito non solo durante il pasto – si dice appunto che "l'appetito vien mangiando" –, ma anche nei giorni successivi e quindi l'appetito si costruisce mangiando. La fame non aumenta mangiando né ovviamente durante il pasto – al contrario, si estingue – né nei giorni successivi perché, se si è mangiato molto nei giorni precedenti, la fame sarà minore e le scorte saranno maggiori. Dunque, la fame non può aumentare con il cibo: aumenta soltanto in una fase avanzata quando subentra l'assuefazione energetica al cibo. Ma a spingere l'alimentazione in ascesa è l'appetito "alimentato", per così dire, dal cibo in un meccanismo chiamato "rinforzo positivo": il cibo richiama cibo perché il cibo richiama appetito.

Esistono alcune persone che hanno l'appetito in eccesso in partenza? È possibile, ma sicuramente esistono persone predisposte più di altre al rinforzo positivo attraverso il cibo e non è soltanto una questione di cibo, ma di piacere e di gratificazione in generale. La struttura biologica che il cibo fa impazzire è la stessa che è fatta impazzire mediante l'uso di droghe, di alcol, di sesso e di altro ancora. L'astinenza da cibo è quindi una conseguenza dell'appetito aumentato, non la sua causa. La persona in fase avanzata di dipendenza da cibo vive in un continuo mescolarsi di appetito – che c'è sempre tranne brevi momenti di pausa, i quali ironicamente sono quelli conseguenti ad abbondanti abbuffate – e di fame, che subentra successivamente a intermittenza, quasi a volere prendersi gioco della persona che avverte il senso di fame sapendo bene di mangiare quantità esagerate di cibo.

Vedetela così: nella dipendenza da cibo, non avere appetito è un'ironia perché è l'unico vantaggio di fare delle grandi mangiate, anche se dura pochi minuti. Avere fame è invece un sarcasmo. È come se il corpo commentasse: "Con tutto quello che mangio, l'ultima cosa alla quale pensavo è di avere anche fame!".

Nelle diete bene impostate, l'aspetto della tolleranza al cibo è considerato e le misure adottate sono di solito quelle di evitare la drastica riduzione del cibo stesso, perché ciò creerebbe una sensazione di debolezza generalizzata e il tentativo di cercare di distribuire i pasti lungo tutto l'arco della giornata – mangiare poco e spesso – per evitare grossi carichi di cibo, che inducono assuefazione e quindi aumentano la tendenza all'accumulo dei depositi grassi. Purtroppo, queste misure sono ottime per ristabilire un equilibrio energetico e per neutralizzare la tendenza all'assuefazione, scendendo poi gradualmente con le quantità fino a livelli normali, ma si tratta di misure che non funzionano rispetto al controllo dell'appetito. L'appetito, quando si toglie anche solo il 10% del cibo, già si arrabbia e stuzzicarlo spesso con poco cibo significa appunto indispettirlo a ripetizione. Se l'appetito si lascia stuzzicare, lo fa perché ha già in mente la sua vendetta quando finalmente la dieta finirà. L'appetito si lega al dito il fatto che lo si è contrastato. Certo, una dieta drastica farebbe arrabbiare ancora di più l'appetito, che verrebbe poi a farcela pagare tutta insieme appena possibile, ma anche una riduzione non drastica ottiene lo stesso tipo di effetto.

Mentre si sta meglio perché si elimina la fame, e si tira un sospiro di sollievo pensando che, in fondo, non si ha bisogno del cibo perché si è tornati a quantità normali – anzi, ridotte – senza stare poi male, la partita che sembra vinta inizia invece a procedere verso la sconfitta. Questo accade perché, mentre la molla dell'assuefazione/fame torna a posto, quella dell'appetito – che è stata tirata – comincia invece a scattare di nuovo e a premere.

CAPITOLO VII

SE SOLO NON AVESSI APPETITO...

Il sintomo appetito

Quando si aumenta di peso, di solito non lo si gradisce e quindi frequentemente ci si lamenta col proprio medico: "Dottore, la terapia mi ha fatto stare bene, ma sono ingrassata!". E la richiesta di chiarimento di solito è: "Ma queste medicine fanno ingrassare?". Oppure: "Ma queste medicine fanno gonfiare?".

Una piccola parte dei casi di aumento di peso è in effetti legata a ritenzione idrica, che niente ha a che vedere con l'ingrassamento perché si tratta di un liquido che letteralmente gonfia i tessuti. Invece, nella maggior parte dei casi si intavola una conversazione senza soluzione, che si può riassumere così: "Io mangio normale, anzi: mangio quasi niente! Eppure ingrasso...". Oppure: "Perché non mangio quasi niente e non riesco a dimagrire?" il medico insinua: "Ma che cosa mi dice: non può ingrassare senza mangiare!". Non se ne esce...

Una volta, da studente mi capitò di trovarmi insieme al mio professore di fronte a un caso che poi lui etichettò come "dipendenza da cibo". La persona era venuta in ambulatorio per esporre questa sua incapacità di evitare un aumento di peso. Partita da un sovrappeso lieve, comunque non problematico, a un certo punto era iniziato un aumento graduale fino a una franca obesità. La persona ha esposto brevemente il problema, poi è arrivata la domanda chiave. Il professore ha chiesto: "Senta, mi dica un po', ma quanto mangia? Tanto?". Io credevo fosse una specie di domanda retorica posta per passare successivamente a discutere più a fondo della questione. La persona non ha dato una risposta precisa, ma ha inarcato le labbra e ha scosso un po' la testa come a dire: "Beh, quanto

mangio? No, veramente...". Il professore ha guardato questa persona un po' sorpreso e un po' ironico, poi ha concluso la frase:
"Mangia così, quanto basta, vero?". Risposta: "Sì". Il professore ha
annuito, si è voltato verso di me e ha commentato: "Vedi? Hai capi-
to? Questo è un meccanismo da dipendenza". Il soggetto con una
dipendenza viene perché non si controlla – e quindi consuma troppo, senza controllo, troppo rispetto a quanto vorrebbe, a come vorrebbe – : eppure, quando non parla liberamente, ma deve rispondere a una domanda come fosse sotto interrogatorio, assume l'atteggiamento di chi difende il suo sintomo, lo nasconde, lo occulta.
Si comporta come se il medico fosse lì per togliergli il cibo di bocca.
Quindi, "si rimangia" tutto: improvvisamente, non è una persona
che mangia molto, ma è soltanto una persona che è ingrassata
molto. Ma, se si nomina il cibo, allora scatta un comportamento di
copertura, un "alibi": si nasconde il cibo ma, prima di tutto, si
nasconde l'appetito anche di fronte a ogni evidenza, anche quando
si va di propria iniziativa a raccontare il problema da un medico che
si occupa proprio di quello. La richiesta di aiuto di una persona con
problemi di discontrollo alimentare è tipicamente: "Io non sono a
livelli gravi, in fondo sono sempre andato avanti così, però per me
il cibo è una preoccupazione che non riesco a gestire, mi crea angoscia, vergogna, depressione e soprattutto ci penso continuamente.
Però, forse con un po' di buona volontà potrei controllarmi o
magari farei una dieta, ma stavolta seriamente...".

L'appetito è quindi un sintomo che si nasconde. La persona lo
denuncia e lo nasconde. È paradossale, ma accade così per tutti gli
istinti. William Heirens, un serial killer della prima metà del
Novecento, scrisse ai poliziotti un biglietto con la frase: "Aiuto,
non riesco a fermarmi". Ma non si firmò. Lo stesso fa la persona
che è legata al cibo o all'astinenza da cibo: chiede aiuto, ma poi
nega di averne bisogno. Però l'ha chiesto e ciò è importante.
Sappiamo che l'appetito c'è, nascosto sotto il tavolo: è il paziente
che lo ha indicato un momento prima.

Ricordo un paziente cocainomane che veniva in ambulatorio.
Gli chiesi di lasciarmi un campione di urine nella provetta mentre
attendeva. Lui mi sorride e mi disse: "Non c'è bisogno", come a
dire: "Tanto sono positive, ho preso cocaina e glielo dico, così mi

risparmiamo l'esame". Dopo cinque minuti, finita la visita prece-
dente, entrò e si sedette per raccontarmi la settimana e candida-
mente mi disse: "No, cocaina non l'ho più fatta da un po' di
tempo..:". Prima la denuncia, l'autodenuncia, poi l'occultamento
delle prove, ma l'importante è stata la sua prima dichiarazione.
Tempo dopo, parlando con lo stesso paziente per spiegargli che
cosa fosse il cosiddetto *craving* – ovvero l'appetito incontrollato, la
smania di consumare –, gli dissi: "Ti ricordi di quando mi avevi
detto che le urine erano positive e poi, una volta entrato, non hai
potuto fare a meno di cambiare versione? Ecco: in quel momento,
volevi convincere me, o chiunque tu avessi avuto di fronte, che il
problema non c'era come se, così facendo, tu potessi essere più
libero di fare cocaina senza essere controllato. Insomma: niente
prove, niente allarme e nessun ostacolo tra te e e la sostanza".

Lo stesso accade nel cibo. Questo è fatto indifferentemente
dalle persone sovrappeso, da quelle obese e da quelle normopeso: se soffrono della vera e propria dipendenza da cibo, anche gli
obesi negano di avere problemi con il cibo dopo avere chiesto
aiuto proprio per questo motivo. È forse il sintomo più specifico.
Lo stesso fanno gli alcolisti: vengono a chiedere aiuto in ospeda-
le, poi affermano che bevono non così tanto e comunque hanno
smesso da due giorni, quindi è tutto finito. Questo è un discorso
paradossale che tradisce chi lo fa e che allerta il medico attento,
è la scia dell'appetito che è già andato a nascondersi, è quella scia
che bisogna ricercare e non tanto l'appetito dichiarato, che è
sempre "meno".

Tornando ai colloqui con quei pazienti che ingrassano inspie-
gabilmente mangiando quasi niente è buffo che, in presenza dei
familiari, si abbiano invece versioni contrastanti il familiare sorride, ridacchia o scuote la testa e dice che l'altro mangia eccome,
altro che... E il paziente, a questo punto, si inalbera, si irrigidisce, o
si arrabbia perfino, continuando però a sostenere la sua tesi.

Le persone che hanno la volontà di risolvere il problema in evidenza, ma con il sintomo "appetito" nascosto, sono di solito avviate a interventi di restrizione dietetica. Ma qual è la psicopatologia
della dieta? Ossia, come si svolge la dieta nel cervello delle perso-

ne che hanno problemi alimentari? Quali reazioni e pensieri mette
in moto e in quale direzione ? Cerchiamo di capirlo.

Gli unici momenti nei quali sembra davvero di avere la forza di
rinunciare al cibo è quando si è sazi. Ironia, a stomaco pieno viene
in mente: "In fondo, io del cibo posso fare a meno" e la dieta sembra non solo accettabile, ma perfino naturale. Succede così anche
gli oppiacei nel caso, per esempio, dell'eroina o dell'alcol. I pensieri: "Domani smetto" o "Se voglio posso controllarmi" sono una
conseguenza dell'intossicazione. Quando si è fatti di droga, smettere di drogarsi sembra per un minuto o per un'ora la cosa più
naturale del mondo. E così, quando si è fatti di cibo, questo esce
per un minuto o per un'ora dai desideri, quindi trattenersi o addirittura digiunare sembra cosa facile. Magicamente, per questo
breve intervallo di tempo che accompagna la sazietà, procurarsi il
cibo e l'atto di mangiare non sembrano più un problema.
Finalmente. Ma dura poco. Questo accade perché il cervello attra-
versa un momentaneo stato di equilibrio in cui il cibo introdotto
fa salire la gratificazione al massimo e anzi un po' di cibo in più
diviene sgradevole, doloroso e inutile.

Solo a questo punto e per poco tempo c'è un equilibrio e il circuito, per così dire, si interrompe. È come uno di quegli interruttori a click che sono tenuti in posizione da una molla cosicché per
accendere la luce si deve premere, poi la luce si accende e l'interruttore torna a posto da solo con uno scatto. Questi apparecchi si
trovano, per esempio, spesso nelle scale dei condomini, negli
androni dei palazzi: la luce si accende e dura per uno, due minuti,
poi si spegne da sola. Così è la sazietà in chi dipende dal cibo: si
accende premendo l'interruttore con la forza di una grande quantità di cibo, dopo di che quasi immediatamente non c'è più e lascia
di nuovo spazio all'appetito. La sazietà si comporta come la luce:
dura poco e il meccanismo che la dovrebbe tenere accesa a lungo,
a seconda di quanto si è mangiato, scatta invece subito nella posizione di partenza.

Ora: quando si arriva al punto in cui per concepire di resistere
al cibo è necessario essere gonfi di cibo, ovviamente nessuna dieta
può riuscire. Ogni giorno, per essere nelle condizioni di poterla
seguire, bisogna prima essere gonfi di cibo. Ciò è quanto accade:

si vive giorno per giorno in questo sogno della dieta possibile e il sogno si nutre di cibo reale. Un meccanismo del genere impedisce spesso di iniziare, spesso di continuare e quasi sempre di mantenere un regime dietetico. Le terapie anti-desiderio – *anticraving* – mirano a rendere possibile proprio questo punto di partenza impossibile: riconquistare il controllo sul cibo richiede che possa esserci un punto di partenza senza cibo. Insomma: queste terapie permettono che sia possibile aprire il circuito, tenere acceso l'interruttore nonostante la molla che lo riporterebbe nella posizione opposta, ma senza che questo accada per effetto di una overdose di cibo. È necessario qualcosa che inganni il cervello e che faccia finta di essere un segnale di cibo in grande quantità: se il cervello riceve un segnale equivalente a quello di un carico di cibo, il cervello attiva il programma della sazietà. Se questo segnale è costante, è un segnale continuo e di fondo e, in modo abbastanza potente, la sazietà sarà continua. Se questo è possibile, significa avere ottenuto un punto di partenza artificiale: non desiderare molto il cibo, ma senza esserne realmente sazi, soltanto come se lo si fosse.

Il point break della dieta

Il ritorno all'alimentazione normale è un momento cruciale ed è rivelatore. A seconda di come vanno le cose, la natura del problema diviene chiara. La dieta come disintossicazione dall'eccessiva alimentazione procede di solito con una fase immediata, quindi un mantenimento. Il mantenimento, in genere, comporta un aumento della quantità di cibo consentito e la scomparsa di alcuni divieti intorno a determinati tipi di alimenti. L'idea di fondo è che, se la prima fase della dieta ha avuto successo, il mantenimento sarà un giusto compromesso per non perdere i risultati conseguiti, ma per porre fine alle privazioni drastiche necessarie per perdere "il grosso" del peso. Quindi, idealmente si dovrebbe ristabilire un equilibrio tra apporto di cibo e sazietà, cosicché il peso continua gradualmente, in maniera impercettibile, a calare fino a un livello di peso forma, ma senza che la persona avverta il regime alimentare come una privazione.

Sul piano del metabolismo energetico, questo schema funziona: proporre un dimagrimento rapido con una privazione di cibo che continua per mesi è, oltre che poco proponibile, anche e soprattutto debilitante. Una volta data quindi una sterzata al vizio metabolico che si sviluppa nell'iperalimentazione e perso qualche chilo, si preferisce rendere la dieta accettabile, indolore, ma prolungandone gli effetti chilo per chilo fino a che l'equilibrio tra entrate e uscite caloriche diventa uguale a zero. Funziona, dicevo, per quanto riguarda il bilancio energetico: non ci si sente particolarmente deboli, si riesce a concentrarsi, si sostengono normali fatiche fisiche e non ci si demoralizza. Allora, perché è esperienza comune che, proprio nella fase nella quale la maggior parte del lavoro sembra fatto e non si prova più così tanta fatica a mangiare di meno, più passa il tempo e più l'appetito avanza di nuovo? Perché, mentre tutto dovrebbe andare per il meglio, la voglia di mangiare comincia a risalire? Quello che pareva equilibrio ha tutte le ragioni per essere equilibrio, eppure non funziona.

Chi lotta contro l'appetito, alla fine sviluppa un pensiero di fondo, ossia che il rapporto con il cibo può essere solo di due tipi: o digiuno oppure alimentazione eccessiva, priva di controllo. Ovviamente, il primo caso è impossibile, se non per brevi periodi. In questi brevi periodi, quando va bene si ottiene una perdita di peso, ma non si raggiunge nessun equilibrio stabile. Si prende respiro, ma non dura. Se si tocca il cibo, scatta di nuovo la perdita di controllo: o tutto o nulla. Alcuni studiosi ritengono che questo pensiero "o tutto, o nulla" riferito al cibo sia alla base del comportamento alimentare disturbato. Io ritengo che sia semplicemente la consapevolezza dell'incapacità di contenersi quando il rapporto con il cibo è libero. Per potersi controllare, non ci deve essere il cibo: se il cibo c'è, non ci si controllerà. Questo è l'insegnamento dell'esperienza, è così che funziona contro ogni logica e schema dietetico. Ma allora, prima di sentirsi inutilmente in colpa nei confronti del dietologo e di se stessi, che cos'è che non va? La situazione somiglia a quella dei lanci spaziali, nei quali tutto è programmato al millesimo con calcoli complessi, ma poi ogni tanto qualcosa non funziona in maniera grossolana. Come nel film *Apollo 13*[1] di Ron Howard, gli astronauti chiamano la base e annunciano:

"Controllo Missione, abbiamo un problema!", così il cervello della persona vorrebbe dire al dietologo, ma sul momento si vergogna e in più lo schema della dieta induce a credere che il problema sia imprevisto e soprattutto che sia un errore da parte della persona stessa. Se tutto stava andando per il meglio, ovvero se la dieta stava funzionando, allora il ritorno dell'appetito è un nostro errore: è colpa mia se ho di nuovo voglia di mangiare! La dieta mi aiuta, ma io invece ritorno all'errore di prima! I meno timorosi che confessano questa interferenza dell'appetito che impedisce il rispetto della dieta nella fase di mantenimento si sentono spesso rispondere che "La dieta funziona se uno la segue" e che "Se non segue la dieta, è inutile che si lamenti". Tradotto in termini più semplici: la dieta funziona, basta non avere appetito.

Il punto in cui l'appetito ritorna e mette i bastoni fra le ruote alla dieta spingendo il peso di nuovo indietro, è come il punto di increspatura delle onde, il punto in cui l'onda si rompe e viene fuori la schiuma. Chi fa *surf* sulle onde chiama questo punto "punto di rottura" – *point break*. Il *point break* della dieta non indica la fragilità di chi segue la dieta: indica la fragilità della dieta rispetto ai bisogni della persona. Se l'onda si rompe, non è per colpa del surfista che fa del suo meglio per restare in equilibrio e cavalcarla. Se le diete hanno un punto di rottura non è colpa di nessuno, ma sicuramente non è di chi cerca di seguirle senza riuscirci. Non riuscirci è un limite della dieta, non della persona con problemi di iperalimentazione. Il *point break* delle diete segna la separazione chiara tra fame e appetito. La fame resta in equilibrio, l'appetito invece si increspa. Purtroppo, questa separazione segna spesso anche la separazione tra dietologo e paziente, perché l'uno cerca di controllare la fame, mentre l'altro è preda dell'appetito. Il paziente sente di parlare una lingua diversa, che sarà sbagliata, ma le cose certe sono due: intanto, non è la lingua della fame che c'entra poco o niente; secondo, anche se l'appetito è sbagliato, questo è un dato di fatto e farsene una colpa non aiuta a controllarlo, anzi.

Facciamo allora un passo indietro e scopriamo dov'è che non funziona. Abbiamo detto che non c'è niente che non funzioni nella prima parte della dieta. Non è stato un errore di percorso, nessuno ha sbagliato niente. È un errore di programmazione, perché il fattore fondamentale non è stato considerato nei calcoli: si fanno i conti senza l'appetito e il protagonista è proprio lui, l'appetito. Per comprendere a che punto è l'appetito, è importante impostare il calcolo in questo modo. Innanzitutto non partire da zero, ossia non partire da una fase di privazione e di restrizione. Questo serve a rassicurare la persona circa il fatto che sta perdendo peso, ma la distoglie dal problema fondamentale, ovvero come fare a mantenere un peso minore. Contro la legge del tutto o nulla non si può partire dal nulla, che può essere solo temporaneo. E allora si partirà dal "tutto", ovvero dalla situazione di partenza senza alterarla con una fase iniziale di privazione di cibo. La soddisfazione di dire: "Mangio la metà di prima" è poca cosa per chi è alla centesima dieta, ovvero ne ha già fallite novantanove. Una soddisfazione ben maggiore sarebbe quella di poter dire che piano piano ho meno voglia di mangiare, di conseguenza mangio di meno, di conseguenza dimagrisco. Così, come nella cura delle dipendenze da droghe non si parte dalla disintossicazione e dall'astinenza per poi prevenire le ricadute, ma si parte dalla condizione naturale e da questa si muove verso l'estinzione graduale del problema. In questo modo, si possono fare dei calcoli realistici: se prima mangiavo 10 e dopo qualche mese mangio 7, questo è un dato interessante. Se invece inizio mangiando 3 dal primo giorno e dopo un mese sono ancora a 3, questo è apparentemente un grande successo, ma in realtà è un dato non attendibile.

In termini proprio di calcolo, si può spiegare in questo modo: se mangiavo 10 e finisco a 7 posso dire che 10-7 = 3, ossia ho calato di 3 su 10. Se invece parto da 3 e proseguo così, posso dire che 3-3 = 0, quindi ho calato di 0 su 10, ovvero si tratta di un calcolo che non ha senso. Certo, saremmo tentati di dire che in realtà è 10-3 e quindi siamo diminuiti di ben 7 su 10, ma il punto di partenza "vero" è il primo giorno e, se il primo giorno è "artefatto" da una dieta dura, il calcolo diventa fasullo. Per analogia con l'alcolismo, se si smette di bere con una disintossicazione e per il mese successivo non si tocca più un alcolico, non si hanno informazioni reali sulla voglia di bere: 0-0 = ?. Se invece si inizia da una condizione reale nella quale si beve tutti i giorni una quantità considerevole e nel mese successivo questa si è ridotta del 20%, si potrà dire che c'è il 20% di guadagno reale.

Tornando all'increspatura, al *point break*, ci si può chiedere perché allora l'appetito non resiste fin da subito, ovvero perché nella prima fase sembra scomparire e permettere un successo iniziale? Il meccanismo è questo: se ci si dà un termine – per esempio, tre mesi –, una volontà determinata riesce a controllare la fame e l'appetito resta buono in disparte semplicemente perché si tiene pronto per la fine della dieta, dopo appunto questi tre mesi. L'appetito mette in conto, ossia non mette i bastoni tra le ruote subito, ma la farà pagare dopo. È come una molla tesa che dopo viene rilasciata. Anzi, a volte si assiste a un giochino psicologico di questo tipo: l'appetito riesce a stare buono solo perché si pregusta già la rivincita quando la fase dura della dieta sarà finita. Il premio alla dieta sarà la via libera all'appetito. Certo, non sarebbe questo il programma, ma è l'unico modo di riuscire a entrare nella fase iniziale della dieta. L'appetito non lo dice, se lo tiene per sé, ma è questo ciò che pensa. È per questo che una persona con gravi problemi di iperalimentazione riesce inizialmente a fare dieta anche molto dura in termini di calorie. Rimanda l'appetito a settembre e, tolto quello, resta soltanto la fame che tutto sommato è gestibile e che nel tempo si attenua. Ecco perché all'inizio la dieta riesce ed ecco perché fallisce appena c'è più libertà.

Quindi, non bisogna mai creare una condizione di limitazione imposta della libertà quale niente dolci, pochi grassi e così via, perché fare i conti in queste condizioni induce a illusioni e a conseguenti delusioni. Quando si scopre che qualcosa non quadra nella fase nella quale di nuovo si è "lasciati più liberi", come si fa a intervenire contro questo imprevisto? Se i conti con la fame non tornano, su che cosa si devono fare i calcoli, a quel punto? Ecco perché iniziare bene è una mossa utile, perché permette di valutare se stiamo andando nella direzione giusta e quindi di evitare di perdere tempo. E permette anche di non ricevere delle batoste inflitte alla propria autostima, perché i "Come sei dimagrito!" dei primi mesi peseranno il doppio, ma in senso negativo, quando poi si riprenderà peso e si trasformeranno nell'incubo del "Sei ingrassato di nuovo".

Dunque, per cominciare bene ci si deve mettere nelle condizioni di poter fare i calcoli durante il percorso, altrimenti è come non avere la bussola. Si sono persi magari venti chili, ma non sappiamo dove siamo: siamo alla fine della salita e poi inizia il piano, oppure la salita si farà ancora più ripida e precipiteremo indietro? La regola del "primo giorno vero" è un punto di riferimento utile: quanto si pesava il giorno prima di iniziare la dieta o prima di iniziare un trattamento che non prevede la dieta? Quello è il primo giorno, o "giorno zero", che dir si voglia. Ogni situazione attuale per essere correttamente valutata deve essere riferita a quel "primo giorno vero". Se mangio di meno negli ultimi giorni rispetto al "primo giorno vero", le cose vanno meglio; se mangio di meno rispetto a un "primo giorno fasullo", ossia il primo giorno della dieta, il calcolo non è affidabile.

Nelle persone con problemi di iperalimentazione, tutto ciò che riguarda il cibo è appetito. Avere buon cibo a disposizione induce appetito mentre non averne, ma sapere dove trovarlo, lo induce. Gli altri che offrono da mangiare inducono appetito. Un momento di pausa in un posto in cui c'è un bar induce appetito. Una cena programmata induce appetito. Essere in buona compagnia ed essere da soli. Sentirsi in colpa per il troppo appetito induce appetito. Essere rimproverati o criticati perché si è troppo grassi induce appetito. Essere spronati a mettercela tutta nel dimagrire induce appetito. Essere apprezzati perché si è dimagriti induce appetito. Fare la dieta induce appetito. Parlare di quanto è buono il cibo induce appetito e anche parlare di quanto è importante non esagerare nel mangiare. Cosicché, un comandamento fondamentale nel contrastare i disturbi da iperalimentazione diventa: non indurre appetito più di quanto già non lo facciano le situazioni normali.

Quando ci si trova di fronte a un animale che può mordere o pungere, si ha l'istinto di agitarsi o, per i più temerari, di colpirlo per eliminarne la presenza minacciosa, per esempio nel caso di una vespa che gira intorno o di un cane che ringhia. Invece è cosa nota che agitarsi, compiere gesti bruschi o colpire l'animale può spingerlo ad aggredire. La vespa che tentiamo di allontanare con le mani estrae il pungiglione, mentre il cane ci salta addosso.

Crediamo di farli andar via, invece li facciamo avvicinare: vogliamo evitare che ci aggrediscano, invece li provochiamo. Così fanno molti metodi utilizzati per dimagrire nei confronti di chi ha problemi di peso. Se lo scopo fosse quello di contenere l'appetito, il risultato sarebbe invece che l'appetito si esaspera, si arrabbia e si fa ancora più aggressivo: non è soltanto un problema di fame. Ma spieghiamoci meglio.

Tutti i dietologi sanno che non si tira troppo la corda, perché la dieta deve essere innanzitutto possibile, quindi è inutile una dieta dura che fa venire una fame irresistibile o che vieta tutto. È meglio non lasciare la persona in preda a una fame dei primi giorni, perché la dieta fallirebbe di sicuro, ma è anche importante dare ogni tanto un contentino all'appetito, come nelle diete nelle quali una volta la settimana la dieta è libera o addirittura per prescrizione si mangia normalmente. Ma quando c'è uno squilibrio dell'appetito, la reazione è molto più subdola. Il principio stesso della dieta, ossia la volontà di contenere l'appetito e di diventare magri, è una spina irritativa che ci aizza contro l'appetito come fosse un cane spaventato. Se programmiamo di mangiare meno, l'appetito malato di chi ha problemi di iperalimentazione traduce questo intento in "Mi negano il cibo" e reagisce automaticamente mettendosi in guardia. Se la cosa prosegue, dalla posizione di guardia si passa alla posizione di attacco: è allora che l'appetito rimonta dopo essersi inizialmente messo in disparte.

Nella cronologia della dieta, abbiamo fatto il paragone della molla: l'appetito si tende fino a un certo punto sapendo che la fase di privazione finirà, poi si scatena e infine, improvvisamente al venir meno dell'imposizione, ritorna come la molla. La posizione di guardia dell'appetito è quella della molla schiacciata, quella di attacco della molla che si riallunga all'improvviso. In questo movimento di oscillazione, di compressione-decompressione, il risultato finale spesso non soltanto riprende il peso che si era perso, ma è anche quello di prenderne ancora di più. È il fenomeno dello yo-yo, già presente quando si prova a dimagrire con tentativi gestiti per conto nostro, che in alcuni tipi di dieta non solo non producono cambiamenti, ma fanno peggiorare. Alcune persone vivono in un continuo yo-yo facendo tentativi che riescono per la prima parte della giornata, nei quali magari si saltano i pasti e che naufragano miseramente la sera o durante la notte con abbuffate o con pasti eccessivi. Ci si propone di non mangiare mai più cibo al mattino e l'appetito non protesta immediatamente perché è teso come una molla in posizione di guardia, pronto a prendersi la rivincita. Così quando si arriva a sera, magari nel percorso dal lavoro a casa, l'appetito irrompe nel bel mezzo delle nostre buone intenzioni e distrugge la giornata di dieta. Parcheggiando l'auto, si è già cambiato idea e si progetta una bella e abbondante cena o magari si è già passati dalla prima rosticceria sulla strada. Alla fine, può darsi che semplicemente non si riesca mai né a entrare in nessuna dieta né ad avere il peso che non aumenta e che non diminuisce ma, anche se non si tratta di uno yo-yo di peso, rimane lo yo-yo dell'appetito. È come un allenamento nel quale l'appetito si fa i muscoli e aumenta, aumenta ancora. D'altronde, più si cerca di contrastarlo, più si rafforza come di solito avviene durante un braccio di ferro.

Quindi, l'appetito non collabora e non ne vuole sapere di collaborare nonostante la nostra determinazione, anzi: oppone strenua resistenza. Se gli vogliamo togliere il cibo, l'appetito ringhia e poi abbaia e, ancor prima che morda, siamo di nuovo a mangiare.

Il rapporto con le diete è un momento rivelatore. Molti hanno alle spalle una o più diete, riuscite ma fallite a seconda dei punti di vista. Alcuni semplicemente non le prendono più in considerazione e si lasciano andare, come qualcuno potrebbe dire. Certamente, la prima volta che si intraprende una dieta, la dieta e la persona si ingannano a vicenda: la dieta promette il dimagrimento, ma non richiama il pensiero della persona intorno al fatto che nessun mantenimento del peso è garantito nel tempo. Quindi, per vendere bene il prodotto-dieta, si finge di non sapere che la persona, impegnandosi a farla, si aspetta di trovare un nuovo equilibrio dopo lo sforzo compiuto per perdere peso. D'altra parte, chi fa la dieta inganna la dieta stessa perché vive la prova come un'occasione per dimostrare la propria forza di volontà, quindi si concentra sul fatto di riuscire a portarla a termine, ovvero si concentra sul peso finale. In questa prova, la persona finge anche di non sperare di riuscire poi a mantenere il peso in maniera automatica e naturale, senza ovviamente doversi sforzare e sottoporre a privazioni per tutta la vita. Un reciproco inganno sostenuto dal mercato del dimagrimento. A volte, i promotori dei metodi per dimagrire cadono anch'essi nell'inganno e credono di mettere a punto metodi rapidi e potenti per dimagrire senza correre rischi medici. È questo il caso del doping dietologico, in parte proibito perché basato sull'uso di prodotti non legali, in parte consentito tramite l'impiego di prodotti legali, variamente dosati e combinati per tamponare l'appetito o per aumentare la dispersione calorica. Il prodotto che in realtà si acquista spesso non è un metodo per dimagrire, ma è un metodo per trascorrere un breve periodo della propria vita con un peso minore prima di riprenderlo. A volte, il meccanismo arriva a invertirsi ovvero, se prima si faceva la dieta per diventare magri, dopo la si fa per poter poi riabbuffarsi. Alla fine, dimagrire diventa funzionale all'appetito che è alla guida dell'intero problema. Nel caso dei disturbi alimentari, più fallimenti si contano e più ci si concentra su quei metodi che fanno perdere peso rapidamente, snobbando quelli più dolci con risultati lenti e graduali. Una forma francamente patologica di dimagrimento autogestito è quella che si realizza da un giorno all'altro con l'assunzione di lassativi e diuretici, che sono l'unico modo per toccare con mano un risultato, per quanto minimo, sulle proprie guance, sui propri fianchi e dentro i vestiti. Questo bisogno del risultato immediato per poter andare avanti è uno dei segni – indiretti – della perdita di controllo sull'appetito. Si cerca il risultato immediato perché è l'unico verosimile, altrimenti non rimane che rassegnarsi a un peso eccessivo o continuare a stringere i denti. Da una parte, c'è il disturbo alimentare con sovrappeso e prevalente passività, dall'altra c'è il disturbo alimentare con peso normale o basso e comportamenti attivi di consumo e di eliminazione delle calorie.

L'idea di dieta e lo sfruttamento dei metodi di dimagrimento sono quindi un sintomo di un mancato controllo alimentare più che uno strumento per iniziare a riconquistare un equilibrio. Per assurdo, si potrebbe dire che, quando una persona ha riconquistato il controllo alimentare o non lo ha mai perso, allora è nelle condizioni di poter fare una dieta e raggiungere un nuovo peso stabile: ovviamente, in questo caso non ha motivo di farla. Avere un motivo di fare una dieta è quindi un indicatore di problema alimentare. Certo, non mancano le eccezioni, ossia ci sono persone che dimagriscono per andare incontro a esigenze di vario tipo, spesso mediche, ma non partono da una situazione di appetito eccessivo o di fissazione intorno al problema del cibo: sono i "dimagriti magri". Poi, c'è la maggioranza dei dimagriti, che sono i "dimagriti grassi". Ricordo un discorso simile a proposito dei tossicodipendenti che si sottopongono a disintossicazione. Il professore parlava di "morti guariti", perché molti ex-disintossicati, che poi di regola ricadono, fanno una delle possibili fini dei tossicodipendenti, ovvero muoiono di overdose: morti che tutti credevano salvi dalla loro malattia e invece proprio di quella finiscono per morire. Un tossicodipendente disintossicato è un tossicodipendente, ossia una persona che viaggia tra ricadute "tossiche" e momenti di "respiro", ma non si libera dal desiderio o dal pensiero della sostanza. Così, il soggetto con un disturbo alimentare che completa una dieta non è altro che un soggetto con un disturbo alimentare in versione dimagrita: ovvero, in altre parole è una persona destinata a non controllare comunque il suo peso. Almeno non con quel metodo che corregge soltanto l'effetto e non la causa.

La dieta non si occupa del cervello e, anche se può essere studiata per non farlo soffrire o "arrabbiare" più di tanto, non si occupa della causa centrale che dal cervello continua a stare al posto di guida del problema alimentare. Per stare bene, il cervello ha bisogno di poter determinare le proprie azioni secondo le proprie intenzioni in maniera automatica, ossia senza privarsi, e continuare a desiderare. Una soluzione del genere non potrà mai funzionare a lungo. Sembra forse strano, ma anche la persona che da tempo ormai è dimagrita ed è meno vorace conserva dentro il proprio pensiero il germe di una ricaduta. Mi spiego: non c'è niente che in apparenza non vada, l'alimentazione è tornata normale, non è più un peso mangiare fino a un certo punto, non è più essenziale sapere che si è liberi di mangiare quanto si vuole, il cibo non è al centro della preoccupazione quotidiana. Eppure, nel tempo si riaffaccia un pensiero: "Ma io comunque non posso mangiare quanto voglio". Il che significa che a tratti, o in quel momento, l'appetito rialza la testa e il cervello si pone il problema di come sistemarlo: perché, se è vero che la situazione è in apparente equilibrio, è altrettanto vero che lo è perché l'appetito è stranamente calmo. Ma se per un giorno l'appetito tornasse alto, finirebbe lì o ci sarebbe da preoccuparsi? Il cervello di chi ha problemi di alimentazione ha già dato la risposta: non finirebbe lì, quindi "o tutto o niente". O si ammette che i guizzi dell'appetito non vanno assecondati neanche una volta o ci si ricade subito. D'altra parte, i guizzi dell'appetito sono un pungolo che nel tempo diviene insopportabile perché richiama la questione fondamentale: l'appetito, dopo un periodo anche lungo, ritorna in maniera eccessiva. L'occasione può essere banale: mi trovo ad aspettare il treno in stazione e mi viene voglia di mangiarmi un pacchetto di patatine. Immediatamente, il cervello entra in agitazione non tanto per quelle patatine, ma perché dopo quelle ne verranno altre e sicuramente si ritornerà nel pieno del problema. Al pensiero di dovermi trattenere nei giorni seguenti da mangiare altri pacchetti di patatine, o altri extra in generale, avverto dentro di me dell'angoscia: l'appetito sarà aumentato, il pensiero del cibo anche e comincerò invece a pensare che posso "lasciarmi andare" per un po', salvo poi preoccuparmi e vergognarmi perché sto perdendo terreno nei risultati della dieta. La morale di tutto ciò è che, nel tempo – e questa è una regola fondamentale della dipendenza da cibo – il mangiare normalmente stimola l'appetito con un effetto anche ritardato, a onda lunga. Chi mangia normalmente e si trattiene non è quindi al sicuro. Anzi: se si trattiene, è già dentro il problema perché significa che l'appetito è già più del desiderabile. Ma chi mangia ormai normale o poco non è al sicuro se viene da una storia di problemi alimentari, perché nel tempo l'appetito si ripresenterà più forte e aguerrito di prima, come gli immigrati che cercavano fortuna oltremare ripuliti e arricchiti, come il Conte di Montecristo evaso dalla prigionia ricco e spietato in cerca di vendetta. E la persona che ne è preda lo guarderà negli occhi chiedendosi: "Ma perché mi perseguiti? Che cosa ti ho fatto di male? Io mangiavo normalmente e adesso torni e mi costringi a mangiare di più!".

Quindi, è necessario trovare un modo di giocare sulle lunghe distanze, altrimenti si finisce per imparare a correre velocissimamente, ma ogni volta solo per dieci metri. Invece, per conquistare risultati stabili è necessario fare come i maratoneti, nel senso che bisogna trovare il modo di sapere procedere correndo, non di saper correre veloci. Il corridore velocista sa benissimo che non può correre per chilometri, ma se la meta è a chilometri di distanza dovrà adottare una corsa più lenta e sostenibile sulla lunga distanza. Altrimenti, più ci si fissa di dover correre veloci, meno si riuscirà a raggiungere la metà perché si resterà continuamente senza fiato. Nell'anoressia si corre davvero veloci per chilometri, a serio rischio della vita, e tutto per sfuggire a un'angoscia alimentare. Nel disturbo da iperalimentazione ogni tanto si fa qualche accenno di corsa, ma fondamentalmente si sta fermi. Tra l'altro nel vero senso della parola perché, a prescindere dal paragone, le persone anoressiche spesso corrono davvero come metodo per perdere calorie, mentre le persone obese non trovano la motivazione per fare un minimo esercizio fisico. Ma torniamo alle diete: bisogna trovare un metodo che ci permetta di pensare di rimanere stabili nel peso per anni o di oscillare di qualche chilo ma senza preoccuparsene. Questo metodo non ha niente a che vedere con un metodo per diminuire di peso: è un'altro obiettivo e un altro metodo. Certo, non si vedranno subito dei risultati immediati o completi, ma questo lo si deve accettare altrimenti si ricade nella tentazione del risultato immediato, ovvero nella dieta come sintomo e non come metodo terapeutico. L'unica cosa per la quale dimagrire è utile – dimagrire rapidamente, intendo – è che è incoraggiante. Anche questo aspetto, se ci si pensa, è paradossale: chi non riesce a seguire la dieta, se per ipotesi si sveglia vedendosi un po' più magro, allora inizia a farla. Ossia: meno ne ha bisogno e più è disposto a farla. Ma è un paradosso solo in apparenza. Se i meccanismi che controllano le riserve di grassi probabilmente funzionano in maniera da stimolare l'appetito quando le riserve si consumano, il principio di omeostasi non funziona per il rinforzo cerebrale che il cibo dà all'appetito: più si è mangiato nell'ultimo periodo e più si continua ad avere appetito, come se l'appetito avesse appunto imparato a essere più forte e vorace al pari di un muscolo che si è allenato. Se si frena perdendo peso, l'appetito frena un po' temporaneamente dietro a questo dimagrimento iniziale. Entra in competizione con la gratificazione del risultato ottenuto. Ma questo meccanismo, utile quando si vuole riuscire a completare una dieta ovvero produrre un dimagrimento iniziale anche piccolo per stimolare il proseguimento, non funziona nel lungo termine. Altrimenti, che dipendenze da cibo sarebbero? La gratificazione del risultato ottenuto, per quanto autentica e grande, perde nel tempo il braccio di ferro con l'appetito che rimonta.

Se non esistono le regole d'oro della dieta nelle persone con problemi di disturbi alimentari, esistono regole "negative", ovvero questioni sulle quali è meglio non insistere perché sono fallimentari o aggravano il meccanismo della preoccupazione del peso e della demoralizzazione da fallimento.

CAPITOLO VIII

TRAPPOLE, LIMITI ED EFFICACIA
DELLE PROMESSE DI DIMAGRIMENTO

Farmaci

"Dottore, esiste un farmaco che faccia dimagrire?". Questa è la richiesta tipica di una persona con problemi di preoccupazione per il proprio peso che sia o meno in sovrappeso assoluto.

Come già detto svariate volte, una richiesta del genere è sintomatica non tanto di un peso particolarmente eccessivo quanto di un problema di controllo sull'appetito. Il comportamento alimentare è percepito come anomalo – anche se non lo è – perché è indesiderabile il suo risultato, ovvero il peso: si crea di conseguenza il problema dell'appetito. Non è scontato che chi ha un appetito "vivace" ne sia preoccupato o angosciato: il disturbo nasce quando il proprio appetito, il comportamento che ne consegue – l'atto di mangiare – e la conseguenza esteriore che ne consegue – il peso e l'aspetto "grasso" – non sono a livelli desiderabili. Una persona che quindi si preoccupa di dimagrire dovrebbe innanzitutto essere inquadrata in base all'entità assoluta del suo appetito: se l'appetito è obiettivamente nei limiti, ma la preoccupazione lo rende indesiderabile, il circolo vizioso è centrato sulla preoccupazione. Invece, se l'appetito è obiettivamente "esuberante", il circolo vizioso è centrato sull'appetito stesso. Tuttavia è necessario tener presente che, mentre appetito e preoccupazione si rincorrono in questo circolo vizioso, alla fine l'appetito ne viene fuori esasperato e quindi accresciuto se non nel risultato finale – il peso – almeno nella esplosività – voracità, abbuffate, perdita del controllo improvvisa.

Se si riconosce una dipendenza da cibo, con il meccanismo recidivante della dipendenza si può considerare l'appetito il movente principale del problema. Invece, negli altri casi è bene misurarlo storicamente in base al peso massimo che si è raggiunto durante la vita: una persona appena uscita da una dieta, quindi normale o addirittura magra, che però continua a lottare contro il proprio appetito ha un appetito che, come un elastico, la riporta verso il peso di partenza, magari sforando anche di qualche chilo. In alcuni casi questo yo-yo è rapido, mentre in altri è a tal punto continuo che si gioca sul filo dei pochi chili persi – e ripresi subito – in una continua alternanza di frustrazione e di privazione. In altri casi una fase di peso forma può durare, ma è come se la persona si sentisse a un certo punto "tirata" come appunto da un elastico che la riporta indietro magari piano, ma comunque inesorabilmente, verso il peso dal quale era partita: un elastico che tira verso un punto indesiderabile. E questo tirare non avviene in maniera tale da potervi opporre resistenza, bensì avviene accendendo il desiderio e facendo compiere al desiderio il lavoro sporco di riportarci sulla via dell'appetito sfrenato.

Una volta compreso dove sta il centro del circolo vizioso appetito-preoccupazione, la strategia dovrebbe seguire una logica. A questo proposito, si pone un problema pratico:quello del rapporto tra medici e pazienti specie in ambito privatistico. Il malato vuole un risultato iniziale, perché il risultato iniziale lo rassicura e in alcuni casi lo "gasa" risvegliando capacità di resistenza che sembrava impossibile fino a una settimana prima. La "riscossa" del paziente sovrappeso inizia dal primo chilo perso con facilità: una prima vittoria sul peso restituisce al paziente la speranza che davvero sia possibile diventare magri.

Nell'ambulatorio privato, compiacere il paziente significa essere un buon venditore, il che però non significa risolvere davvero il problema. Tuttavia, il paziente si ricorderà che all'inizio era dimagrito e questa memoria lo spingerà a intraprendere nuovi tentativi anche se è chiaro che quell'effetto iniziale, per quanto ripetibile mille volte, semplicemente non dura. Un corretto approccio al problema non sarebbe invece quello del dimagrimento rapido, dell'incentivo, ma dovrebbe innanzitutto cercare di controllare la preoccupazione. Per il paziente, questo approccio è inizialmente inaccettabile. Mi spiego meglio: chi si rivolge disperatamente al medico perché desidera vedersi subito un po' più magro non accetta come discorso il fatto che una cura gli può eliminare questa preoccupazione. Questo suona un po' come se si dicesse: "Devi rinunciare al controllo" e, per una persona che è ossessionata dal controllo sulla propria alimentazione, è il controllo la soluzione anche se riesce male e soltanto a momenti. Invece, non è così: il controllo è il meccanismo che mantiene il circolo vizioso e che non fa avanzare verso nessuna vittoria finale, ma tiene in mezzo alla trincea senza prospettiva di conquistare posizioni stabili. Si avanza di uno, due, tre chili, poi si retrocede ancora e così via: tutto ciò cercando sempre più di mantenere il controllo del peso. Certamente, è difficile il salto psicologico di accettare di rinunciare al controllo: se si dice a una persona che deve smettere di cercare di controllarsi ossessivamente per evitare di ingrassare, il primo pensiero che le viene in mente è: "Se lascio perdere il controllo anche di poco, ingrasserò senza più freni".

Allora, a questo punto si potrebbe dire che tra una persona A più grassa di qualche chilo rispetto a una persona B – che però è più preoccupata di mantenere il proprio peso –, la gara dell'equilibrio mentale la vince sicuramente la persona B. Il primo paziente si misura e a tratti si compiace del proprio dimagrimento, ma più passa il tempo e più il compiacimento stride con una realtà di ricadute e di appetito soltanto temporaneamente in equilibrio. Il secondo paziente è semplicemente più felice, con un peso X che nella sua coscienza pesa di meno, se perdonate il gioco di parole.

Quindi, facendo perdere subito un po' il peso si asseconda il paziente, ma non lo si porta sulla via che lo condurrà a migliorare il suo problema. Poi, c'è un altro quesito: se il paziente sovrappeso può essere assecondato nella sua urgenza di fare dei progressi nel rapporto con la bilancia, ci ringrazierà se il peso diminuisce dopo le prime settimane, ma come gestire una persona sottopeso che solo apparentemente sta vincendo nella sua battaglia contro il peso? In questo caso, il peso è troppo basso ma il paziente non se ne lamenta, anzi. Come si entra nel suo circuito mentale? Non certo proponendogli un piccolo aumento di peso.

Certamente a volte questo è inevitabile perché, per salvare la vita, la prima cosa da fare è nutrire l'organismo e conseguentemente fare aumentare il peso sopra il livello di guardia: può essere necessario farlo e anche al più presto. Fare dimagrire un po' una persona sovrappeso è strategicamente poco utile, ma in fondo non crea troppi problemi. Fare ingrassare un po' una persona affetta da anoressia nervosa è invece una forzatura che può produrre un peggioramento dei tentativi di controllo quali vomito, esercizio fisico e altro ancora. A meno che non sia una urgenza autentica, non concentriamoci sul peso come indicatore di benessere.

L'equilibrio tra appetito e preoccupazione va migliorato progressivamente senza che il paziente dimostri di saper smettere di mangiare o di saper dimagrire. Dunque, lo scopo è il miglioramento del controllo sull'appetito, che può significare: l'appetito rimane tale, ma me ne preoccupo di meno, oppure: l'appetito si riduce quindi, anche se me ne preoccupo molto, in questo periodo me sento più sollevato. Ovviamente, nel primo caso il peso tenderà ad assestarsi su un livello superiore, mentre nel secondo caso rimarrà tale.

Un medico potrebbe giudicare entrambi i risultati dei fallimenti: abbiamo trattato una persona sovrappeso e non è dimagrita, anzi: al contrario, abbiamo trattato una persona magra che magra rimane. Se si ragiona in termini di peso, si asseconda il paziente nel voler perdere almeno un po' di peso o lo si contrasta nel non voler prendere neanche un po' di peso. Se si ragiona in termini di controllo dell'appetito, si imbocca una via diversa che può non iniziare con risultati immediati e tangibili, ma raggiungere il centro del disturbo e procedere in senso contrario ai suoi meccanismi. Saturare l'appetito è la sfida nuova, ovvero riprodurre quel meccanismo fisiologico che facilita l'interruzione dell'assunzione di cibo, che restringe il ciclo dell'appetito (appetito-assunzione di cibo-esaurimento dell'appetito) e che lo fa iniziare meno facilmente.

I metodi disponibili oggi sono di efficacia limitata, ma soprattutto spesso inesplorata per due fattori principali:

a) non si aspetta un tempo sufficientemente lungo per giudicare, nel bene e nel male, se c'è un nuovo equilibrio alimentare oppure se si tratta semplicemente di una fase transitoria;

b) non si riconosce al problema – al di là dei termini disturbo, malattia e altro ancora – un carattere veramente incontrollabile, per cui ogni metodo finisce presto e spesso nel responsabilizzare la persona che ha il problema come se dovesse mettere in campo risorse che non ha e come se dovesse farlo addirittura più del normale. In pratica, è come prendere una persona con l'anca fratturata e dirle che, se corresse, non avrebbe più le conseguenze della frattura all'anca. L'unico modo in cui una persona che non controlla più l'appetito può evitare le conseguenze della propria malattia è quello di non averla, che è come sostenere che non è vera malattia, ma una malattia solo per modo di dire, come se in realtà fosse un vizio o una debolezza e quant'altro. In tal modo, nessun metodo funzionerà mai perché è il terapeuta che rifiuta l'esistenza del malato e il malato lo percepisce, anche se spesso non osa risentirsene in quanto è il primo a sentirsi colpevole.

Ora: per un malato non è importante imparare i dettagli tecnici delle cure, anche perché non può realmente farlo e, per poterlo fare da paziente, di solito prima deve rendersi conto di come funziona un metodo vedendone i risultati. Altrimenti tutto, sulla carta, può funzionare per motivi che non si comprendono bene ma che, spiegati per sommi capi, sembrano convincenti. Invece, ciò che è importante sapere e chiedere ai terapeuti è racchiuso in alcuni punti sul "come" e sul "cosa" della terapia. Vediamoli:

1. Qual è il risultato finale che il terapeuta vuole ottenere e rispetto a quale sintomo. Un metodo può essere finalizzato al dimagrimento, un altro all'eliminazione delle abbuffate, un altro al miglioramento dell'utilizzo del cibo e all'aumento della massa "magra", oppure un altro al miglioramento dell'umore e dell'ansia o ancora a migliorare il controllo dell'appetito. Questi obiettivi non sempre si ottengono tutti insieme e otte- nerne uno non dà per scontato che si ottengano gli altri. Fare attività fisica, per esempio, non necessariamente produrrà un dimagrimento o una riduzione dell'appetito. Eliminare le abbuffate non significa automaticamente dimagrire, specie nei casi nei quali le abbuffate sono seguite da vomito, ma l'elimina- zione di questa particolare modalità può significare molto per una persona, perché il controllo dell'appetito già migliora. Infine, il miglioramento dell'umore non significa automatica- mente perdita di peso: spesso significa un aumento del piacere nel mangiare.

2. Quanto deve durare la cura. Non esiste a oggi un metodo rapido per modificare il comportamento alimentare. Alcuni obiettivi sono ottenibili a breve, per esempio il dimagrimento, ma dimagrire e cambiare l'equilibrio del proprio appetito sono due processi che viaggiano a una velocità diversa. Cambiare l'equilibrio del proprio appetito, con i mezzi disponibili attual- mente, è un processo molto lento.

3. Quali sono i presupposti del successo. Questa è una spe- cie di domanda trabocchetto perché, se tra i presupposti del successo rientrano la motivazione e la volontà, ci troviamo di fronte a una terapia che funziona bene in chi non ne ha bisogno. Molte terapie propagandate come modi per distaccarsi da diverse forme di dipendenza quali, per esempio, il fumo gioca- no su questo equivoco per trovare uno spazio commerciale: si dà a intendere che risolvono il problema ma formalmente si precisa che, affinché abbiano successo, occorre una forte moti- vazione. Chi ha una forte motivazione riuscirà benissimo in ogni disintossicazione e farà fare bella figura al metodo. È un

po' come il trucco delle pubblicità delle palestre allestite in casa, palestre che mostrano modelle e modelli con muscoli già plasmati mentre usano gli attrezzi con vigore e convinzione. Quando il successo dipende dal paziente anziché dal trattamento, l'utilità è molto dubbia. Quando anche il paziente ci deve "mettere del suo", non si comprende bene che cosa ci metta la terapia. Formulando ai terapeuti queste tre richieste di chiarimento, seppure forse con dispiacere, si possono evitare perdite di tempo, di denaro oltre che di accumulo di inutili frustrazioni in tentativi malconcepiti di cure o presunte tali.

Prendiamo l'esempio del signor X che decide di sottoporsi a una cura farmacologica per curare l'obesità in seguito al fallimento di diversi tentativi di dieta. L'aspettativa ideale è:

- perdere peso in maniera consistente (quindi, raggiungere una condizione di "normalità");

- perdere peso in maniera stabile, se necessario continuando il trattamento senza un termine predefinito;

- non modificare le proprie abitudini alimentari prima di avere visto i risultati, ma poterlo fare a partire da una condizione nella quale non c'è stretta necessità (ovvero, potendo eventualmente anche mantenere il peso con la semplice assunzione del farmaco);

- non andare incontro a un aumento di peso con un risultato finale peggiore di quello di partenza in caso di sospensione della terapia (effetto "di rimbalzo").

Prendiamo il caso delle amfetamine. Ogni tanto viene introdotto sul mercato un prodotto di questo tipo e prontamente ritirato o ristretto a casi limitati e soprattutto per trattamenti di durata limitata. Nel provare a ridurre l'appetito con le amfetamine non è il principio di fondo a essere sbagliato, ma lo è il fatto che questo tipo di farmaci è tossico per il cervello e per il sistema cardiocircolatorio. Una terapia con amfetamine a lungo termine è pertanto improponibile perché rischiosa e tossica. Il paradosso è che le terapie a breve termine sono inutili in partenza, perché responsabili dell'effetto yo-yo demoralizzante e peggiorativo sul controllo dell'appetito. Quindi, la terapia a lungo termine che verte sul controllo dell'appetito avrebbe un senso se fosse praticabile per ragioni di tossicità; la terapia a breve termine, che verte invece sul dimagrimento, è priva di senso in chi ha problemi di iperalimentazione.

Ciò che è contraddittorio è quindi la presenza sul mercato di prodotti con la raccomandazione di un uso limitato nel tempo: oggetti terapeuticamente inutili, quindi soltanto potenzialmente dannosi.

L'uso delle amfetamine come farmaci per dimagrire si è diffuso nei decenni passati. Il limite è sempre stato la tossicità e anche il potenziale di abuso. Alcuni prodotti, in particolare la fendimetrazina, hanno avuto un cospicuo mercato nero negli ambienti degli abusatori di sostanze per le loro proprietà stimolanti. Nel tempo, si è tentato di creare amfetamine "sicure": un'amfetamina sicura sarebbe quella che non si presta a divenire droga d'abuso e che non è tossica alle dosi utili nel controllo del peso. Finora non si è riusciti a sintetizzare nulla di simile.

Nel caso degli anoressizzanti amfetaminici, l'iperattività motoria e vegetativa e il ridotto bisogno di sonno determinano già di per sé un aumento del consumo calorico, mentre l'appetito e la fame sono inibiti. Le amfetamine sono state impiegate per far fare, diciamo, bella figura a diete altrimenti fallimentari, secondo il principio per il quale la dieta "ha sempre ragione". Una volta stabilito che la dieta è di per sé buona, e che il nonfunzionamento è un problema della persona che non sa controllarsi, ogni misura tesa a creare la capacità della persona di astenersi dal cibo è accolta come vincente.

Inoltre, una volta limitato l'appetito, la dieta può anche procedere "drogata", ossia a velocità doppia e produrre risultati rapidi e clamorosi. Gli aspetti collaterali sono di due tipi: intanto, l'uso regolare di amfetamine sottopone il sistema vegetativo e cerebrale a uno stress improvviso, ovvero senza allenamento.

Inoltre, l'eliminazione combinata dell'appetito e della fame induce una condizione a rischio, perché rimane soltanto "la ragione" a motivare l'assunzione di cibo in assenza di istinti e di malessere da carenza energetica. Pertanto, la persona che assume amfetamine gira i tre interruttori – quello della fame, dell'economia energetica e dell'appetito – tutti quanti nello stesso senso – ovvero, in basso – e crea una situazione non compensabile oltre che potenzialmente a rischio: aumentano le spese, crollano le entrate e il limite della carta di credito viene abolito, cosicché non c'è meccanismo che avvisa dello stato "in rosso". L'altro aspetto dannoso delle terapie amfetaminiche prolungate è l'effetto "rimbalzo". Se l'organismo non era allenato allo stress indotto dall'amfetamina, nel tempo si allena e quindi si abitua a sostenere un dispendio energetico elevato, ottimizzando le energie e sfruttando al massimo i nutrienti introdotti dalla persona. Nel momento in cui si sospende l'amfetamina, vengono meno contemporaneamente il blocco dell'appetito e il dispendio energetico, mentre l'abitudine a lavorare per sostenere questo dispendio energetico prosegue per un po', ritornando lentamente alla normalità. In una prima fase, c'è un effetto "strascico" per cui il dispendio prosegue per un po' come "memoria" a breve termine, ma poi cessa con il venire meno del rinnovo della memoria stessa. A questo punto, dopo un po' l'organismo comprende che non c'è più bisogno di limitare il dispendio energetico e di utilizzare al massimo il potenziale energetico, quindi ritorna ai suoi ritmi normali. Però, nel frattempo l'afflusso di cibo riprende come prima e il peso aumenta rapidamente fino a tornare come in precedenza o anche in modo superiore.

Questo effetto è probabile proprio nelle persone con problemi di iperalimentazione, che poi sono quelle che più probabilmente ricorrono alle amfetamine come metodo dimagrante "disperato". La soddisfazione per l'abolizione dell'appetito e la perdita del peso ha come risultato quello di fare largo all'appetito stesso, in un messaggio paradossale: "Hai dovuto sopprimere l'appetito per poter dimagrire, sei dimagrito, quindi adesso puoi mangiare quanto vuoi, finalmente".

L'interazione tra persone con dipendenza da cibo e terapie amfetaminiche è disastrosa da una parte, per l'effetto rimbalzo che alla fine produce addirittura un aumento di peso e, dall'altra, perché rinforza il meccanismo psicologico funzionale alla dipendenza, ossia quello di credere che la soluzione sia in alternativa o l'assenza di appetito o una fantomatica libertà fuori dalle regole penose di una dieta.

Più che passare in rassegna tutti i farmaci fino a ora proposti per la cura dell'obesità, è forse più interessante discutere in che modo si studiano e si accertano le proprietà dimagranti di un farmaco anti-obesità. Per esempio: quanto deve far dimagrire un farmaco per essere etichettato come "farmaco antiobesità"? Il dimagrimento ottenuto si intende definitivo, dipende dal mantenimento della cura o semplicemente non si sa che cosa accade dopo un certo periodo?

Quando si dice che un farmaco è efficace, non si sottintende che debba produrre effetti sensazionali. L'effetto può anche essere piccolo: infatti, i farmaci antiobesità garantiscono mediamente la perdita di pochi chili nell'arco di settimane e settimane di trattamento, a volte anche di un anno. Pochi chili in un anno, ovvero una persona che pesa 100 Kg. potrà scendere intorno ai 93. Negli studi "seri", in genere si confronta un gruppo di persone che prende il farmaco "vero" con un gruppo che prende un farmaco "falso", il cosiddetto "placebo". Si opera in questo modo per calcolare quanto del risultato è dovuto a una serie di fattori che non hanno a che vedere con l'effetto della medicina in studio, primo fra tutti l'effetto legato al temporaneo sforzo che si è disposti a compiere per dimagrire.

Alla fine dello studio, si sottrae la variazione di peso subita dal gruppo che assume il placebo e in tal modo si ottiene la perdita di peso attribuibile al farmaco oggetto di studio. A oggi, questi valori sono di 2-8 Kg. In questo intervallo sono compresi anche farmaci per i quali l'effetto dimagrante è stato scoperto per caso durante studi compiuti in merito ad altre malattie e che non vengono ufficialmente indicati per la cura dell'obesità. Gli studi sull'obesità sono stati compiuti su periodi abbastanza lunghi proprio per chiarire se il dimagrimento ottenuto fosse stabile e se nel tempo i valori aumentassero ancora. Tuttavia, i valori finali sono quelli che abbiamo detto, pochi chili dopo uno o addirittura due anni (come per il rimonabant): quindi, sono senz'altro stabili, ma di modica entità. Si potrebbe dire certamente che un farmaco che induce un dimagrimento rapido si profila pericoloso, ma è anche vero che pochi chili non fanno la differenza estetica su un corpo obeso: potrebbero farla semmai su un corpo in lieve sovrappeso. Ma l'incapacità di mantenere il peso desiderato di per sé non è considerata malattia, cosicché i farmaci "per dimagrire" sono riservati al trattamento dell'obesità vera, con un limite di peso un po' più basso se sono anche presenti complicazioni metaboliche o se è presente il rischio medico legato al sovrappeso. In altre parole: l'orientamento attuale è quello di non considerare sensato l'impiego di farmaci antiobesità per l'ottenimento degli stessi risultati in persone normopeso. Di fatto, gli studi effettuati non dimostrano questo effetto in persone normopeso, quindi una terapia antiobesità in persone non obese potrebbe semplicemente non dare nessun risultato apprezzabile, neanche di pochi chili.

Qualcuno può pensare che non vale la pena attribuire l'etichetta di "farmaco antiobesità" se il guadagno è solo di pochi chili, ma il concetto scientifico è che se quel guadagno è certamente attribuibile al farmaco, allora il farmaco la merita. Queste valutazioni sono eseguite con un metodo statistico e dipendono da vari fattori, come per esempio la quantità di persone sulle quali è stato provato: uno studio condotto su vasta scala può indicare l'efficacia di un farmaco nella riduzione del peso anche se si tratta di pochi chili di differenza. Magari i parametri metabolici – per esempio, gli esami del sangue – migliorano e il farmaco è classificato come "efficace". Tuttavia i pazienti non sono sempre a conoscenza del fatto che, bene che vada, perderanno qualche chilo anziché decine di chili come nelle loro inconfessate aspettative. La ragione dell'etichetta "antiobesità" è anche un'altra: al calo di peso, per quanto contenuto, si associa un miglioramento del rischio medico su più versanti, per esempio quello cardiovascolare oppure metabolico. Quindi, un peso minore è vantaggioso in questo senso, ma l'obiettivo principale delle cure, di solito legato al recupero di una forma desiderabile, è di norma deluso.

Quando si legge la notizia di un nuovo "farmaco antiobesità", si dovrebbe controllare anche qual era il peso medio delle persone studiate: se si selezionano persone che rientrano nell'obesità per qualche chilo, l'effetto sarà più evidente perché queste persone scenderanno sotto la soglia dell'obesità per effetto del trattamento, mentre ciò magari non accadrebbe se si scegliessero "grandi obesi". Se, per esempio, dal canto mio studio un gruppo di persone che pesano mediamente 100 Kg. e riesco a ottenere un dimagrimento medio di 7 Kg. in sei mesi, posso esprimermi in due modi: posso dire che il farmaco fa perdere 7 Kg. o il 7% del peso iniziale (7 su 100). In questo caso, le persone che pesano 150 Kg. possono pensare che il farmaco su di loro farebbe perdere 10 Kg. (il 7% di 150) – cosa in realtà impossibile a dirsi – e quelli che pesano 90 Kg. potrebbero ritenerlo utile, magari potrebbero essere indotti a procurarselo di nascosto pensando di perdere 5 Kg. (il 7% di 90) senza sforzo.

La presentazione più sensata di un farmaco antiobesità deve fare ufficialmente riferimento all'effetto proprio della medicina – quindi, sottraendo l'effetto placebo –, anche se per gli scopi di colui che chiede un trattamento l'impressione più corretta è data dalla perdita di peso con il placebo incluso. In fin dei conti, a chi desidera dimagrire interessa "quanto", che è il risultato reale. Da soli, l'effetto placebo è di pochissimi chili e l'effetto del farmaco di qualche chilo in più, fino a un dimagrimento di 4-10 Kg. sommando i due effetti. Se l'aspettativa è invece quella di avere un farmaco che faccia perdere 20-30 Kg. in un anno, e magari anche di più se abbinato a una dieta o a un esercizio fisico, non è realistica per i farmaci disponibili: in questo caso, parliamo dell'aspettativa da parte delle persone obese.

Per le persone non obese non sono stati eseguiti studi specifici, quindi non c'è nulla di sicuro né come effetto né come tossicità. Sulle persone non obese, gli stessi farmaci potrebbero funzionare di più o di meno oppure nella stessa misura. Stesso discorso per gli effetti collaterali. L'assunzione clandestina di questi farmaci, o per mezzo di canali compiacenti come in alcuni casi di cronaca, è solamente un rischio per la salute oltre che una spesa non garantita.

Altro aspetto importante è la cosiddetta "ritenzione in trattamento": in uno studio, si intende che i risultati finali riguardino il gruppo di persone che ha assunto la medicina. Invece, non è mai così: i risultati riguardano il gruppo iniziale meno le persone che hanno sospeso il trattamento per motivi vari durante il periodo di studio. Una parte di queste persone avrà sospeso il trattamento per effetti collaterali, un'altra perché non era più convinta di volerlo continuare, un'altra ancora semplicemente non si è più presentata in ambulatorio. Quando in uno studio i fuoriusciti per ragioni varie sono numerosi, lo studio ha un limite importante: non si può dire che il farmaco è "efficace", punto e basta, anche se risulta tale. Bisognerebbe dire che è efficace nelle persone che rimangono in trattamento. Forse si tratta di persone particolari, spesso sono i malati meno gravi. La gravità non è legata al semplice peso, che poteva essere lo stesso per tutti, ma ad altri fattori non considerati, come per esempio il grado di disagio per il peso, la diagnosi psichiatrica e la sua gravità. La diagnosi di "disturbo da alimentazione incontrollata" è stata proprio scoperta nelle persone che non riuscivano a seguire le terapie antiobesità, con ripetuti fallimenti di programmi di perdita di peso e quindi più "difficili". Non ci sarebbe da stupirsi se i farmaci antiobesità alla fine avessero un effetto scarso proprio su coloro che noi abbiamo chiamato "dipendenti da cibo".

In ogni caso studi compiuti, per esempio, sull'ultimo rimonabant, da 1 su 3 fino a 1 su 2 non concludevano il periodo di osservazione, il che è come dire che l'efficacia del farmaco è stabilita per il 50-70% delle persone in studio. Se la fuoriuscita dallo studio avviene in maniera casuale o per gli effetti collaterali, probabilmente l'effetto in sé sarebbe uguale in teoria anche per i fuoriusciti, nel caso in cui fossero stati in grado di tollerare il farmaco. Ma la cosa curiosa è che in questi studi anche chi prende il placebo interrompe lo studio, quindi significa che non è il farmaco ad allontanare dal trattamento, ma forse lo è la gravità della malattia in sé – l'obesità – o lo sono altre condizioni concomitanti.

Antidepressivi

Il controllo del peso è un problema centrale negli ambulatori degli psichiatri: non sto parlando dei casi di disturbi della condotta alimentare ma del fatto, molto più frequente, che i miglioramenti di gran parte dei disturbi psichici si associano a un aumento di peso. Benessere e appetito vanno a braccetto. Metteteci una disponibilità di cibo virtualmente illimitata e il benessere andrà a braccetto anche con l'aumento di peso. In questo modo, gli ambulatori psichiatrici sono pieni di persone per le quali il peso corrispondente al loro benessere è indesiderabile. Ora: su alcuni farmaci c'è scritto chiaramente che possono produrre aumento di peso, mentre di altri invece si dice, si mormora, che facciano dimagrire. La fluoxetina, per esempio, è un antidepressivo che si ritrova a volte all'interno di combinazioni utilizzate da alcuni dietologi per ridurre l'appetito. Il bupropione è un altro caso. L'ormone tiroideo è un altro componente possibile di queste "miscele". Allora, esistono antidepressivi che fanno dimagrire? Al momento, quest'affermazione non è fondata: nasce da qualche equivoco che merita di essere spiegato per evitare di correre inutili rischi.

La fluoxetina, per esempio, è un farmaco utile nella bulimia. La bulimia è un tipo di disturbo del comportamento alimentare che consiste in abbuffate ricorrenti associate a paura di ingrassare e condotte di eliminazione come il vomito auto-procurato. La fluoxetina tende a bloccare le abbuffate e le condotte di eliminazione, nonché l'ossessione per il peso, ma questo non c'entra niente con l'affermazione che fa dimagrire. Soprattutto, non significa affermare che abbia un effetto sull'alimentazione nelle persone che non soffrono di bulimia nervosa. Questo sarebbe un equivoco "benigno", perché in fondo vorrebbe soltanto dire che prendere la fluoxetina, se non si ha la bulimia, è soltanto inutile. La fluoxetina, tra i suoi effetti collaterali specie nelle prime settimane, può dare nausea, senso di pienezza o di fastidio allo stomaco. Quando la nausea e il senso di pienezza non sono marcati, possono essere letti come un'innaturale ma gradevole distacco dal cibo, ovvero come un relativo disinteresse vissuto senza disagio, una sub-nausea "gradevole" e, in genere, non dura. Tipicamente, quando l'effetto terapeutico si consolida, dopo le prime settimane le variazioni del comportamento alimentare normale sono già rientrate ed è bene che lo siano, perché se proseguono ci troviamo di fronte a una terza e meno benigna possibilità. In alcune persone, la fluoxetina fa un effetto simile a quello di una amfetamina, ossia un effetto eccitante. Tra i sintomi dell'eccitazione nervosa vi è l'iperattività, l'irritabilità, la riduzione della fame e del bisogno di sonno. Questi sintomi non sono assolutamente benigni e non sono neanche "normali" quando la fluoxetina è usata a scopo antidepressivo: sono segni di una reazione "psicotossica" che può prolungarsi oltre la cessazione del farmaco oppure essere seguita da fasi depressive o ancora accompagnarsi a comportamenti impulsivi e aggressivi. Il bilancio tra consumo, accelerazione del metabolismo e introito di calorie si sposta verso lo stato eccitotossico, ovvero va in rosso e si consumano depositi di calorie corporee: anche da qui deriva la possibile perdita di peso.

Morale: quando la fluoxetina "fa dimagrire", chi non la assume per un disturbo del comportamento alimentare fa una cosa strana e da considerare con cautela. Lo stesso equivoco è stato ereditato da tutti gli antidepressivi "cugini" della fluoxetina appartenenti alla stessa categoria.

Il bupropione entrò in circolazione in Italia come farmaco "antifumo", nel senso che aiuta i fumatori intenzionati a smettere a superare la fase di sospensione del fumo di tabacco. Le persone che sospendono il consumo abituale di tabacco, come per la maggior parte delle sostanze psicoattive, vanno incontro a una sindrome da astinenza. L'astinenza da tabacco comprende, tra gli altri sintomi, l'aumento dell'appetito. L'aumento di peso, dopo avere sospeso il fumo, è un fatto frequente: si ritiene che in parte questo sia anche un meccanismo di gestione

della voglia di fumare, tenuta a bada con la soddisfazione prodotta dal cibo. Il bupropione, tra i suoi effetti collaterali, non ha
ovviamente l'aumento di peso, altrimenti sarebbe alquanto ina-
datto a tamponare l'astinenza da tabacco e da questo nasce
l'idea che "faccia dimagrire", ma anche in tal caso l'idea sorge in
maniera infondata. È possibile avere un'impressione del genere
se si cambia antidepressivo e passando da uno notoriamente
"ingrassante" al bupropione. Ammesso che questo abbia senso,
l'appetito probabilmente si ridurrà almeno un po', ma ciò non
significa che il farmaco di per sé faccia dimagrire persone normali che lo assumono solo con questo scopo e non per altra
ragione.

La prima incongruenza tra speranze di dimagrimento e realtà sta nel fatto che il bilancio calorico durante l'azione degli
antidepressivi non è in genere cambiato, anche se i suoi parametri si spostano. Per esempio, l'umore migliore si associa al
maggior tempo trascorso in movimento, ma anche a maggior
appetito e gusto nel mangiare. Alcuni antidepressivi, così come
le amfetamine, selettivamente stimolano la ricerca di cibi dolci.
Nelle forme cosiddette "tipiche" di depressione, il peso tende a
calare perché, nonostante le persone tendano a muoversi
meno, in proporzione si nutrono ancora meno, quindi non c'è
da attendersi che, mentre la depressione passa, il peso tenda ad
aumentare. È vero che esistono anche forme diverse di depressione, dette appunto "atipiche", nelle quali il peso durante la
depressione aumenta perché le persone mangiano di più.
Tuttavia, anche in questo caso l'aspettativa di dimagrire attraverso l'antidepressivo è relativamente infondata: il peso acqui-
stato non si perde per il solo miglioramento dell'umore e se
l'appetito torna normale, dunque non per questo si dimagrisce.
L'attività motoria, che può essere normale durante la depressione "atipica", rimane quella che è. Addirittura, alcuni pazienti si lamentano di una certa svogliatezza indotta dagli antidepressivi, una sorta di placidità e di calma certamente preferibile
alla depressione, ma priva di slanci e di iniziative.

In questi casi, si può parlare di uno squilibrio del comportamento alimentare "collaterale" all'effetto terapeutico. Un esem-

pio possibile è quello della persona che viene a lamentarsi del fatto che mangia normalmente, anzi poco, ma non dimagrisce. In una parte considerevole dei casi, questa affermazione è semplicemente falsa, tanto più falsa quanto maggiore è l'appetito reale: non è necessariamente correlata a quanto si mangia, ma al prodotto dell'appetito per la preoccupazione nei confronti del peso. In altre parole: chi vive male il proprio peso, per quanto questo non sia esorbitante tende a "mentire" sulla quantità del consumo di cibo: gli sembra di mangiare di meno perché si trattiene, invece mangia normalmente. È solo quanto basta per non andare in rosso calorico e dimagrire. In altri casi, quando le persone affermano di mangiare anche meno del normale dicono la verità, ma omettono l'altro fattore, ossia quanto movimento fanno: mangiare poco e fare una vita estremamente sedentaria non corrisponde a un dimagrimento.

Questo non deve stupire a livello neurochimico. La ricerca non è riuscita a scoprire la sostanza della magrezza. Le sostanze che aumentano per effetto degli antidepressivi non agiscono sull'appetito in un'unica direzione: a seconda del punto del cervello, possono aumentare o ridurre il consumo di cibo. Semmai, l'impressione è che diversi circuiti corrispondano a diverse "diete", oppure che lo stesso circuito guidi l'atto della consumazione del cibo, dall'inizio alla fine, con un meccanismo automatico "a scatti". Questo è vero, per esempio, per il sistema oppiaceo in cui uno stimolo oppiaceo iniziale induce l'appetito, mentre un aumento delle morfine interne durante il pasto fa da freno all'alimentazione e guida alla fine del pasto.

In conclusione, la riduzione delle abbuffate e delle altre anomalie del comportamento alimentare non include in genere l'appetito di base. Non è invece contemplata negli effetti degli antidepressivi la riduzione dell'appetito delle persone che non presentano anomalie del comportamento alimentare, ma semplice desiderio di un peso minore per avere un aspetto più desiderabile. Certamente, in colui che desidera perdere un peso acquisito a causa di una temporanea alterazione dell'appetito, l'equilibrio mentale è importante: in queste persone, avere un

umore equilibrato è una porta aperta alla perdita di peso, che
però va ottenuta con un intervento specifico perché non viene
da sé.

Circa il legame tra umore e appetito abbiamo già detto, ma
la controprova di come la fame nervosa non sia sinonimo di
depressione viene dalla recente esperienza con il rimonabant.
Si tratta di un farmaco innovativo per via del suo meccanismo
d'azione: produce sul cervello un effetto di segno opposto
rispetto al principio attivo delle droghe cannabinoidi quali, per
esempio, marijuana e hashish. Il cervello produce spontaneamente sostanze che stimolano gli stessi centri cerebrali o, sarebbe meglio dire, che le droghe stimolano centri cerebrali già
dipendenti da alcune sostanze naturali prodotte dal nostro
corpo. I cannabinoidi mettono appetito e, contrastare il circuito cerebrale che risponde a questo segnale, induce una riduzione della spinta a mangiare. Anche in tal caso, si tratta di risultati di qualche chilo in più rispetto al placebo nell'arco dell'anno,
comunque si tratta di un effetto che si mantiene nel tempo.

Tuttavia, fare un effetto opposto a una droga significa probabilmente anche indurre depressione, visto che le droghe
hanno tutte un effetto euforizzante o piacevolmente sedativo.
Affinché l'interferenza con l'appetito sia abbastanza pesante,
purtroppo diventa pesante anche l'effetto sulla gratificazione in
generale. Gli effetti collaterali del rimonabant comprendevano
appunto della depressione tale da indurre un ripensamento
sulla possibilità di usarlo negli obesi reali.

Il cervello della persona obesa è già di per sé depresso in
relazione alla stimolazione prolungata ed esagerata mediata dal
cibo. La depressione compare spesso in corso di astinenza dal
cibo. Una possibilità è che il rimonabant induca riduzione della
spinta a mangiare attraverso una diminuzione dell'effetto gratificante del cibo. Tuttavia, allo stesso tempo esso bloccherebbe
un canale di gratificazione generale con conseguente depressione. Lo stesso tipo di problema compare quando si curano altre
forme di attaccamento patologico a stimoli gratificanti, come
per esempio l'eroina. Il farmaco che blocca gli effetti dell'eroina, anche quando effettivamente fa desistere il consumatore

dall'usarla in quanto non può più sentirla, induce una condizione di umore "negativo". La sindrome, chiamata ipoforia – sostanzialmente, una forma di depressione –, compariva in chi smetteva di consumare droghe e si poteva accentuare in chi era sotto trattamento con farmaci antagonisti.

Altri farmaci

Altri esempi di dimagrimento inaspettato in persone che si curavano per tutt'altra ragione deriva da un paio di farmaci antiepilettici quali zonisamide e topiramato. Valgono le osservazioni espresse in generale per la portata e per i limiti degli studi sui farmaci "dimagranti", con l'aggiunta che in questo caso non si tratta di persone in cura per l'obesità. Di fatto, il topiramato è poi stato trasferito nel campo dei disturbi della condotta alimentare per provare se l'effetto sul peso fosse favorevole in caso di sovrappeso – bulimia e disturbo da alimentazione incontrollata. I risultati sono stati in effetti positivi, anche se a oggi non è un farmaco ufficialmente indicato per la cura dei disturbi alimentari. Anche in questo caso, la cura del disturbo alimentare non significa automaticamente perdita di peso: una riduzione delle crisi bulimiche può avere un effetto diverso sul peso a seconda che ci siano anche le condotte di eliminazione, come il vomito, oppure no. Nel primo caso, il peso tendenzialmente si ridurrà, nel secondo è meno probabile.

L'ormone tiroideo rappresenta un esempio utile a spiegare un altro tipo di equivoco. Uno dei sintomi della carenza di ormone tiroideo è l'aumento di peso legato a un rallentato metabolismo generale. La persona ipotiroidea spesso ha ridotte energie, si muove di meno, riferisce maggiore stanchezza e minore capacità di sostenere sforzi prolungati e può anche essere meno vorace. Parte dell'aumento di peso non è legata all'accumulo di tessuto grasso, ma a quello di altro tipo. Va da sé che, normalizzando la funzione tiroidea tramite l'assunzione dell'ormone, questi parametri tornano normali. Quindi, l'ipotiroideo che si cura può perdere peso. Allo stesso modo, nelle malattie da eccesso di ormone tiroideo si tende a dimagrire. L'equivoco che l'ormone tiroideo faccia dimagrire è all'origine del suo uso sconsiderato nel settore delle diete e del dimagrimento. Quello che semmai induce perdita di peso è un eccesso di ormone tiroideo, ovvero uno stato di intossicazione che, al di là del "simpatico" aspetto del dimagrimento, comporta una serie di rischi, per esempio cardiaco ma anche psichiatrico. Indurre una condizione di eccesso di ormone tiroideo è quindi altamente sconsigliato.

Diverso è il caso in cui vi sia un ipotiroidismo, in cui assumere l'ormone significa semplicemente compensare una situazione di carenza, ma se carenza non c'è, non c'è motivo di guardare a questo ormone come a uno strumento per dimagrire. Vi sono casi di persone che prendono l'ormone in dosi maggiori di quelle prescritte proprio perché attratte da questo possibile uso. Al di là del rischio per la salute, spesso l'effetto è controproducente per due ragioni. Queste persone spesso provano a prendere l'ormone in più per un certo periodo, creando semplicemente un adattamento del cervello e, quando sospendono l'ormone, il cervello per un po' non stimola più la tiroide a produrlo, abituato com'è ad averlo da fuori. Prima che la situazione si normalizzi, i risultati circa il peso saranno probabilmente persi. Inoltre, se è vero che l'ormone accelera il metabolismo basale – quindi, "brucia" calorie –, è altrettanto vero che induce voracità. Soltanto quando vi è un chiaro squilibrio in eccesso, la persona dimagrisce – perché il "buco" metabolico è superiore all'introito anche aumentato di cibo –, quindi quando si è arrivati all'intossicazione.

Ancora una volta, per avvitare la vite dell'appetito si rischia di far scardinare tutto il sistema.

Dimmi che farmaco vuoi e ti dirò chi sei

Non è raro che il farmaco a cui i malati si attaccano in maggior misura e più facilmente sia proprio il meno adatto alla loro condizione. Succede questo nel caso dell'ansiolitico somministrato nei disturbi d'ansia, l'unico farmaco che le persone ansiose prendono senza troppa diffidenza, ideale per un uso "al bisogno" e ripetibile. La persona ansiosa cade nel tranello mentale per il quale è più importante ridurre l'ansia "ora e subito", almeno un po', piuttosto che non prevenirla con altre medicine che però nell'immediato non producono alcun beneficio. In questo modo, gli ansiosi si attaccano all'ansiolitico, spesso si assuefanno, ma continuano a prenderlo anche quando ne sono dipendenti: il meccanismo per il quale si va in astinenza, anziché spaventare è la base per riprodurre all'infinito il beneficio dell'ansiolitico. Anziché pensare: "Se non lo prendo, sto peggio perché vado in astinenza", la persona continua a pensare: "Se lo prendo, sto meglio" anche quando quel "meglio" è soltanto evitare l'astinenza prodotta per effetto dell'assuefazione.

Allo stesso modo, un'amfetamina è il farmaco che tutte le persone con problemi di iperalimentazione sognano di poter prendere all'infinito: funziona sempre, aiuta a perdere rapidamente peso, si "sente" perché toglie l'appetito. Invece, l'amfetamina è il proprio il tipo di farmaco che sposta l'attenzione della persona dall'appetito al peso, ovvero che sposta la pompa del vigile del fuoco dalla base dell'incendio alle fiamme e al fumo.

Addirittura, proprio come per l'ansia, l'inclinazione verso un determinato tipo di farmaco può essere presa come sintomo della malattia stessa: come si capisce se una persona ha un disturbo d'ansia? Con la sua tendenza a legarsi all'ansiolitico. Idem, come si stabilisce se una persona ha problemi di appetito incontrollato?

Con la sua tendenza ad "abboccare" alle terapie che promettono rapida perdita di peso con il minimo sforzo, tipicamente le amfetamine. Dimagrire ora e subito, almeno un po', pesare domani meno di ieri sono imperativi che denotano l'idea di non avere il controllo e la smania di produrre immediatamente un effetto che smentisca questa realtà per poter andare avanti.

Dunque, esiste una psicopatologia dell'appetito, che diventa psicopatologia delle terapie per l'appetito. Il come, il quando e gli scopi di strumenti farmacologici o dietologici sono spesso sintomatici del disturbo dell'appetito più che configurare, per il modo in cui sono utilizzati, delle cure con realistiche possibilità di successo.

Imitare il cibo e ingannare l'appetito

Una via che non è stata percorsa dalla ricerca è quella di imitare il cibo. Si è provato a ridurre l'appetito riproducendo i meccanismi della sazietà. Si è provato a creare un'interferenza con i meccanismi della gratificazione da cibo, e della spinta a mangiare, per rendere il cibo meno interessante e meno gratificante. Manca un metodo: provare a convincere il cervello che il cibo c'è già. Per farlo, si potrebbe agire tramite la stimolazione delle vie gustative e di pressione sulle pareti di bocca e palato, oppure si potrebbero raggiungere i centri cerebrali deputati a creare il piacere da cibo. Nella terapia delle dipendenze, uno dei metodi brillanti per ridurre il desiderio è quello di stimolare il cervello in maniera tale da saziarlo. C'è bisogno di una sazietà maggiore di quella della persona normale proprio perché l'appetito è incredibilmente maggiore. C'è come un buco tra appetito e sazietà che va colmato: colmandolo, non si deve produrre un meccanismo instabile, come per esempio accade se per scacciare la voglia di cibo si usa alcol o se si usano stimolanti, caffè ed espedienti vari, ovvero tutti modi per aumentare alla fine le oscillazioni dell'appetito. Invece, nelle dipendenze da alcuni farmaci si riesce a "sommergere" la voglia di droga pareggiando il buco di sazietà, si creano cervelli in grado di neutralizzare il proprio stesso appetito. Ma ancora, come dicevo, questo approccio utile nelle dipendenze non è applicato ai disturbi alimentari, nonostante il concetto di "dipendenza da cibo" si stia facendo strada nelle descrizioni cliniche.

Chirurgia

I trattamenti chirurgici sono stati sviluppati per l'obesità. Lo scopo di questi interventi è il ristabilimento di un peso e di una

forma fisica entrambi accettabili. Il metodo consiste nel modificare la struttura dell'apparato gastrointestinale in maniera tale
da alterare la digestione e/o l'assunzione di cibo. L'alterazione
prevede una riduzione delle calorie "digerite" e talvolta una
specifica interferenza con l'assorbimento di alcuni tipi di
sostanze, per esempio i grassi. Descriviamo i tipi principali di
intervento:

Un tipo di intervento consiste nel "bendaggio" gastrico, che
limita la capacità dello stomaco di dilatarsi per accogliere cibo.
In questa maniera, la persone dovrebbe desistere dall'introdurre cibo o farlo più lentamente. Si tratta di una educazione alimentare chirurgicamente guidata. Altrimenti, si può cambiare
la struttura dello stomaco con lo stesso effetto. Il bendaggio si
può regolare tramite un sistema gonfiabile che fa variare la resistenza all'ingresso del cibo.

Un ulteriore metodo ancora diverso è l'impianto di uno sti-
molatore elettrico immesso nello spessore della parete dello
stomaco per indurre una "chiusura" che respinge il riempimen-
to da parte del cibo e che rallenta lo svuotamento.

Altrimenti, ci sono gli interventi di bypassaggio: si creano
due canali di passaggio, dei quali uno "disperde" il cibo, si
"salta" lo stomaco e si riduce il contatto con il succo biliare e
pancreatico. Il cibo "sbocca" vicino al colon, cosicché l'assorbimento è ridotto. In alternativa, si può spostare lo sbocco del
succo biliopancreatico in maniera tale che la durata del contatto tra il cibo e il suo "solvente" sia ridotta.

Queste tipologie di base hanno varianti che combinano l'effetto sullo stomaco e l'effetto sull'intestino.

Già nella loro concezione, questi interventi individuano il
fattore psichico centrale in una parte dei casi di obesità. Se alla
base dell'obesità vi fosse un meccanismo di compensazione di
un sistema metabolico corporeo che non riesce a funzionare
con un apporto normale di cibo, sarebbe quantomeno rischio-
so provocare anatomicamente una riduzione di questo apporto.
Se invece si ritiene che il problema sia dovuto a un comportamento di apporto eccessivo, allora la chirurgia ostacola i risul-

tati di questo comportamento o rende il comportamento stesso più difficile fino a scoraggiarlo.

Buffo è che, in alcuni centri per il trattamento chirurgico dell'obesità, la presenza di un disturbo della condotta alimentare sia una ragione di esclusione dall'intervento. La ragione di solito è che la tenuta delle suture e degli impianti per condizionare il passaggio del cibo rischia di essere compromessa se la persona continua a iperalimentarsi e magari a vomitare. La sollecitazione meccanica abnorme può danneggiare strutture che sono in via di saldatura anatomica o che sono "imbragate" in un sistema idraulico che deve dirigere il traffico del cibo tra i diversi segmenti, nel primo caso con il rischio di uno strappo al tessuto e conseguente rottura del tubo digerente. Invece nel secondo caso, si verifica l'inconveniente che l'impianto può sfiancarsi o essere sradicato dalla posizione nella quale è stato fissato e non funzionare più.

Ciononostante, sono proprio le persone affette da disturbi alimentari con eccesso di appetito i candidati specifici per questo tipo di interventi. In realtà, si può raggiungere un compromesso chiedendo alla persona di seguire una dieta particolare finché le ferite non si sono rimarginate: non si tratta di una dieta a scopo dimagrante, ma semplicemente di un modo per riuscire a far funzionare senza rischio il "nuovo" stomaco.

Le indicazioni statunitensi per la chirurgia dell'obesità prevedono innanzitutto una condizione di obesità abbastanza grave in termini di peso, non reversibile spontaneamente – ovvero che non recede da almeno cinque anni – e con una storia di ripetuti fallimenti alle terapie dietetico-farmacologiche.

La cautela è motivata dal fatto che l'intervento chirurgico è una modificazione permanente dell'anatomia. Non è affatto chiaro che invece anche una parte considerevole dei casi di obesità sia una modificazione permanente non tanto del tessuto grasso quanto del cervello. Questa idea del discontrollo alimentare cronico come disturbo con nucleo cerebrale è poco diffusa e l'approccio di prima linea riflette la convinzione che ci sia un margine abbastanza largo di recupero tramite rieducazione alimentare. Il criterio dei ripetuti fallimenti alle terapie dietologiche può essere comprensibile in termini sintomatici, mentre il fatto che la terapia chirurgica della grave obesità sia un intervento di seconda linea rimane discutibile. Quanti tentativi dietologici e farmacologici devono essere falliti e quali? Soprattutto, attualmente da quali terapie dietologiche e farmacologiche ci si può attendere un effetto equivalente a quello della chirurgia?

Il fatto che invece siano interventi riservati ai casi gravi di obesità ha il senso di non creare il rischio di un dimagrimento eccessivo. Le critiche rivolte a questo tipo di approccio sono state subito vivaci. Per esempio, alcune persone lo vedono come una "rinuncia" a risolvere il problema. Cambiarsi lo stomaco per dimagrire non cambia il cervello, ma evita di preoccuparsi per il problema. Secondo questo approccio, preoccuparsi del problema causato dal proprio appetito eccessivo è un passo irrinunciabile per poterne guarire. Abbiamo invece osservato che il continuo riflettere intorno a questo aspetto finisce di regola per esacerbare l'appetito piuttosto che aprire una via d'uscita al problema stesso.

Creare una via di dispersione naturalmente sarebbe un problema o lo diventerebbe se la persona tornasse a nutrirsi in modo normale perché potrebbe creare una carenza di nutrienti. Indubbiamente, questo è quanto si auspica nel tempo, ma certo tra obesità e appetito esiste un circolo vizioso. L'obesità può generare ossessione per il peso e, in questo caso, l'appetito tende ad aumentare con il risultato di rendere ancor più difficile il controllo del peso a ritroso. L'umore si inserisce in tutto ciò con una demoralizzazione che è prodotta dall'obesità e dal mancato controllo sull'appetito e che si associa a un peggioramento dell'appetito stesso. È dimostrato che la riduzione del peso induce una riduzione delle abbuffate in termini di quantità e di frequenza. Tale effetto è comune a varie situazioni di disturbo alimentare sia in presenza che in assenza di restrizioni alimentari. Questa è la ragione per la quale spesso nei soggetti anoressici un piccolo aumento di peso genera a cascata un peggioramento nelle condotte di eliminazione – per esempio vomito e uso di lassativi e diuretici – con un rischio di morte ampli-

ficato. Tuttavia, nei soggetti anoressici la riduzione del peso è
assurda e da questa condizione non può passare un meccanismo di miglioramento del disturbo. Nei soggetti che si abbuffano senza eliminare succede che una riduzione di peso produce
una riduzione delle abbuffate, con conseguente ulteriore calo di
peso. Quindi, in questi soggetti il meccanismo è riverberante.
In pratica, la prima riduzione di peso si tira dietro una seconda
ondata. La tranquillità maggiore dei soggetti sovrappeso che si
abbuffano, nel caso degli interventi, è data proprio dalla consapevolezza che il controllo non dipende da loro: non occorre
tirare l'appetito come un elastico che tanto poi ritornerà indietro[1].

Nuove strategie per il controllo del peso

Circa la terapia nutrizionale, chiamandola per comodità
"dieta", abbiamo detto a più riprese. Gli approcci nutrizionali
variano. Il difetto principale della terapia nutrizionale dei
disturbi alimentari e dell'obesità è che spesso si tratta di terapie
per persone senza disturbi alimentari applicate a persone con
disturbi alimentari. La variabile "appetito" è trascurata o igno-
rata, come se il controllo dell'appetito fosse sempre e comunque possibile. In ogni obeso c'è sempre un fondo di moderazio-
ne che deve essere educato e allenato? Non sembra proprio.
    La dieta giusta per un obeso è quella che si adatta alle carat-
teristiche di questa malattia. Se si tratta di caratteristiche mentali – dipendenza da cibo –, la dieta dovrà partire dalla considerazione di queste caratteristiche, altrimenti la dieta va da una
parte e il paziente da un'altra. Dieta e paziente si incontreranno
più che altro durante le sedute dal dottore, che finisce per
diventare una specie di giudice di pace che tenta di riconciliare
le parti in causa. D'altra parte, il tipo di dieta che i pazienti con
problemi alimentari predilogono diventa un sintomo del
disturbo alimentare più che essere un metodo curativo. Ossia,
se io sono particolarmente attratto da metodi di dimagrimento
rapido, c'è una probabilità maggiore che abbia problemi con il

cibo piuttosto che la probabilità che davvero riesca a diventare magro e restarci con quel metodo.

Non è mio interesse entrare nel merito della tecnica dietologica. Ha senso però dire che una dieta pensata per tenersi in forma non è automaticamente applicabile alla terapia di un disturbo da alimentazione incontrollata. Tutto qui. Una dieta per far dimagrire uno sportivo a scopo agonistico, quando una differenza di 5-10 Kg. è enorme in termini di prestazioni, è un conto. Che un soggetto obeso riesca per un anno o due a scendere di dieci chili, è un fatto totalmente diverso. Lo sportivo non ha un problema con il cibo e continua a non averlo, con qualche chilo in meno o in più, mentre il soggetto obeso ha un problema con il cibo e continua ad averlo, con qualche chilo in meno o in più. Entrambi, se può bastare come consolazione per i secondi, avranno però un corpo più sano e vivranno più a lungo. O almeno questo sarà vero se il peso non aumenta nuovamente in seguito.

Il concetto di "dieta come terapia" presuppone l'esistenza di una malattia, magari anche conclusa al momento in cui si vuole perdere peso. Ciò esclude dal concetto medico di dieta tutte le persone che non hanno una malattia legata al peso o al comportamento alimentare. Si pensi, per esempio, alla moltitudine di adolescenti che intraprendono diete in maniera più o meno guidata applicando inutilmente metodi terapeutici pensati per condizioni riferite con precisione a un disagio non meglio specificato per il peso corporeo. In queste persone, simili interventi di dimagrimento forzato sono destinati con tutta probabilità a peggiorare o a esacerbare un disturbo alimentare in fase iniziale o latente.

Si stima che uno stile di vita con minore sedentarietà e maggiore movimento fisico ridurrebbe del 30% i casi di obesità. Questa stima ha un difetto: presuppone che le persone obese e quelle non obese siano ugualmente "manipolabili". In pratica, è un'ipotesi dell'effetto che si otterrebbe se gli obesi cambiassero stile di vita sulla base del fatto che, chi ha quello stile di vita, in genere non diventa obeso. Sarebbe come dire: chi fa una vita attiva e non sedentaria ha un peso normale, quindi se tutti adeguassero il loro stile di vita a quel modello ci sarebbero meno obesi. In Toscana si dice: "Se mia nonna avesse le rotelle, sarebbe una cariola", il senso dunque è quello. Un discorso del genere presuppone che lo stile di vita sia liberamente modificabile e che le persone siano tutte uguali nel comportamento alimentare, ma soprattutto non tiene conto di un errore fondamentale, ovvero che i cervelli cambiano nel tempo. Non è detto che chi è obeso "nasca" con questa malattia: la malattia può svilupparsi a un certo punto per effetto di un condizionamento attraverso il cibo e poi mantenersi con una divisione netta tra il passato e il presente-futuro. Pertanto, è abbastanza inutile speculare sul fatto che se coloro che adesso sono obesi avessero seguito un altro stile di vita, non sarebbero obesi. Sarebbe un errore trarre come conseguenza che allora, se gli obesi cambiassero stile di vita, potrebbero dimagrire, perché le persone che prima non erano obese non hanno il cervello uguale a se stesse obese di oggi. Quindi, il discorso "cambia stile di vita che dimagrisci", non si applica all'obesità "reale" ma a una obesità che "risponde ai comandi" dei buoni consigli.

Ciò non toglie che, così come l'esercizio fisico, sia un buon consiglio quello di cambiare stile di vita: chi lo fa, ci guadagna sicuramente in salute, vive più a lungo e si ammala di meno. Ma non sono i malati che devono seguire i buoni consigli, bensì sono i buoni consigli che devono seguire i malati, altrimenti non corrisponderanno a soluzioni reali. Se le persone sollecitate a cambiare stile di vita non riescono a farlo e soprattutto – questo è il punto – se oggi sappiamo che una forma di disturbo alimentare impedisce loro di controllare il proprio stile di vita, forse è meglio cambiare strategia[3].

La terapia comportamentale per l'obesità si è rivelata un approccio utile a promuovere un dimagrimento maggiore. Stiamo sempre parlando di alcuni chili in un periodo di tempo di qualche settimana. Abbinando dieta, esercizio fisico e educazione alimentare finalizzata a promuovere il dimagrimento, si cala di circa 0,5 Kg. alla settimana ma, interrompendo la terapia anche dopo sei mesi di regime, i risultati sono gradualmente persi. La gradualità con la quale sono persi è più lenta rispetto alla velocità del dimagrimento ma, alla fine, in una prospettiva di diversi anni l'appetito riconquista terreno.

Arriviamo all'aspetto più "magico" della questione. Si afferma che le donne obese, per riuscire negli obiettivi dei programmi terapeutici antiobesità – quattro mesi – devono avere essere "pronte". Le persone motivate dimagriscono se è il momento giusto per farlo. Affinché sia il momento giusto, sarebbe necessario:

- che il paziente abbia una elevata motivazione a perdere peso per una propria esigenza;

- che nella vita le cose gli stiano andando in generale per il verso giusto;
- che non soffra di disturbi della condotta alimentare come la bulimia nervosa, che non abbia grave depressione, che non abusi di alcol o di droghe, legali o illegali;

- che abbia tempo da dedicare a ripassarsi i meccanismi di controllo del peso ogni giorno (diciamo, mezz'ora).

Se non sussistono queste condizioni, è consigliabile semplicemente evitare di ingrassare ancora di più oltre che cercare di "abbattere le barriere" per creare queste condizioni opportune. Quando si deve risolvere un problema, l'errore più tragico è quello di convincersi che la soluzione c'è sicuramente attraverso gli strumenti dei quali disponiamo e che, se non riusciamo nell'impresa, la colpa è del problema. Questo è il modo in cui spesso sono trattati i soggetti obesi: la soluzione c'è, ma non la vogliono ottenere, oppure potrebbero ma non sono "pronti" perché magari non sono realmente motivati a farlo. Se non ci riescono, che attendano il momento giusto evitando – questa è la beffa finale – di non ingrassare, come se potessero avere il controllo di questo.

La scienza può essere molto raffinata e molto inutile. Nei disturbi che coinvolgono gli istinti – e nelle forme estreme di legame con uno stimolo gratificante, ovvero le dipendenze –, spesso la scienza si trova in imbarazzo non riguardo i dati ma riguardo gli atteggiamenti. Si studia l'obesità, ma si finisce per dare consigli sulla corretta alimentazione agli obesi come se fossero "grandi mangiatori" che si lamentano delle loro condizioni fisiche senza comprendere esattamente il nesso tra mangiare tanto e complicazioni fisiche. La stessa cosa accade in maniera plateale nel trattamento degli alcolisti, che escono dagli ospedali con scritto "dipendenza da alcol" e "si consiglia l'astensione assoluta dalle bevande alcoliche", che è l'equivalente dell'educazione alimentare. La ricerca dimostra che l'obesità in gran parte è legata a un discontrollo alimentare che non tende a regredire e che provoca disagio alla persona dopo di che, invece di risolvere il problema, si cerca di sollecitare la persona a smettere di avere quel comportamento. Tutto ciò non è terapia comportamentale: terapia comportamentale è quando le istruzioni comportamentali producono una modificazione positiva della malattia.

Le istruzioni relative all'educazione alimentare producono una perdita di peso e un miglioramento del rischio medico, ma intaccano il nucleo psichico dell'obesità? Modificano il funzionamento del cervello di una persona obesa?

Un soggetto obeso che perde peso seguendo una dieta per lui innaturale può raggiungere brillantemente l'obiettivo di seguire le regole, ma non arriva a farlo in maniera "naturale", ossia il suo comportamento rimane una privazione, uno sforzo. L'intenzione della persona obesa sarebbe ben altra: riuscire a mangiare quanto ha intenzione di mangiare e non essere condannato a mangiare solo come reazione al desiderio di farlo. La libertà di mangiare sarebbe il risultato di una terapia antiobesità e soltanto in secondo piano la perdita di peso graduale fino a valori normali.

In teoria, far dimagrire una persona e curare l'obesità come malattia mentale potrebbero essere due terapie diverse con due obiettivi diversi e complementari. Potrebbero esistere persone ancora sovrappeso ma psichicamente curate, controllate, che soltanto dopo e gradualmente arrivano a un peso normale e non a rischio. Invece, il mondo è pieno di persone che – obese o no, con un peso che è variato più volte nella loro vita – non hanno risolto il rapporto che hanno con il cibo e che nella loro storia sono dimagrite infinite volte. Quindi, è come dire che non sono mai riuscite a farlo una volta per tutte.

La scienza deve, come per tutte le malattie, fare i suoi progressi. Soprattutto, deve perdere l'imbarazzo di fronte alle malattie dovute al piacere dell'istinto. La malattia non sarà mai tanto imbarazzata dallo smettere di produrre il suo malessere.

APPENDICE

Quanto detto si può riassumere in alcuni punti che riportiamo qui di seguito:

1. L'obesità classica è un disturbo del comportamento alimentare che ha quindi come organo di riferimento il cervello.
2. La funzione cerebrale che sostiene l'obesità sembra essere quella legata all'istintualità, all'appetito, secondo un meccanismo non compensatorio ma riverberante, il che spiega il mancato freno da parte dei meccanismi di bilanciamento energetico.
3. Il decorso dell'obesità non trattata è cronico-recidivante.
4. L'atteggiamento dell'obeso è ambivalente a causa della natura della malattia, restando sospeso tra desiderio di risolvere e la tendenza a garantirsi la libertà di assumere illimitate quantità di cibo.
5. Ogni tentativo di restrizione comprometterà la probabilità che la persona resti in trattamento.
6. Il tentativo di controllo è controproducente sia guidato che autogestito e, a lungo termine, comporta un aumento dell'appetito e del peso.
7. Non esistono tecniche, al di fuori di quelle chirurgiche, che garantiscono il mantenimento di un peso desiderabile.
8. Non esistono interventi che, una volta interrotti, garantiscono il cambiamento del comportamento alimentare del soggetto, ovvero non esiste nessuna modificazione dello "stile di vita".
9. I disturbi alimentari sembrano parte di uno stesso meccanismo di mancato controllo dell'appetito, in alcuni casi dominato dalla fobia di ingrassare, in altri da eccesso di appetito con disagio per il peso. Il disagio per il proprio appetito è la costante.

10. La richiesta di interventi mirati a perdere peso è sintomatica di disturbi del controllo dell'appetito e come tale deve essere intesa, anziché presa come base per assecondare le aspettative associate alla richiesta.

Qui sotto abbiamo cercato di costruire una sorta di "decalogo" che è un po' la conseguenza pratica di quanto si è detto circa i meccanismi che regolano l'appetito normale e patologico. Si tratta di un insieme di strade possibili e di strade che è inutile o controproducente percorrere.

In attesa di soluzioni ancora migliori.

1. ridurre la preoccupazione nei confronti del cibo;
2. evitare l'autocontrollo forzato del comportamento, poiché esso alimenta l'appetito;
3. cercare metodi per mantenere ridotto l'appetito nel tempo e non per ridurlo rapidamente;
4. non concentrarsi sul peso come risultato, anche se sembra assurdo: cercare invece un controllo migliore dell'appetito;
5. lasciare aperti gli altri canali di gratificazione, strumento importante per innescare la funzione di antiappetito;
6. non aspettarsi che i cambiamenti di umore siano la chiave assoluta per controllare l'appetito;
7. trattare - se ci sono - anche gli altri punti di piacere patologico o incontrollato (l'abuso di alcol, le dipendenze comportamentali e altro ancora);
8. evitare privazioni di cibo, biglietto per un futuro ingrassamento;
9. evitare soppressioni temporanee dell'appetito, che in genere comportano un brutto effetto "di rimbalzo" e comunque sono un modo per irritare cronicamente l'appetito;
10. seguire terapia cognitivo-comportamentale con l'obiettivo di prevenire le ricadute e accettando che inizialmente può essere un percorso poco comprensibile;
11. prendere in considerazione l'utilizzo della terapia chirurgica nell'obesità;
12. non confondere educazione alimentare o stile di vita con la terapia dell'obesità come "malattia cerebrale".

Queste istruzioni necessitano di una figura professionale che aiuti la persona a comprenderle, a decidere se il suo caso rientra in uno dei disturbi già conosciuti, a comprendere anche quali fra queste possono essere utili e a seguirne l'applicazione.

NOTE

Capitolo I

[1] *Arancia Meccanica*, di Stanley Kubrick, Gran Bretagna 1971.

Capitolo III

[1] C.G. Fairburn, P.J. Harrison, "Eating Disorders" in *Lancet 361*, 2003, pagg. 407-416 (*Persistenti disturbi del comportamento alimentare e/o di comportamenti finalizzati al controllo del peso corporeo, non secondari a nessuna condizione medica o psichiatrica conosciuta, che danneggiano la salute fisica e il funzionamento psicologico*).

[2] G.M. Russel, "Bulimia Nervosa: an Ominous Variant of Anorexia Nervosa" in *Psychological Medicine 9*, 1979 (*Inquietante variante dell'anoressia nervosa*).

[3] C.G. Fairburn, Z. Cooper, H.A. Dol, P. Norman, M. O'Connor, "The Natural Course of Bulimia Nervosa and Binge Eating Disorder in Young Women" in *Arch. Gen. Psychiatry 57*, 2000, pagg. 659-665.

[4] A. Feingold, "Good-looking People Are not What We Think" in *Psychological Bulletin 111*, 1992, pagg. 304-341.

[5] C. Loriedo, G. Bianchi, C. Perrella, "Binge Eating Disorder: aspetti clinici, nosografici e terapeutici" in *Giornale Italiano di Psicopatologia*, Vol. 8 n° 1, 2002, tratto da http://www.gipsicopatol.it/italiano/rivista/2002/vol8-1/loriedo.htm.

[6] C.G. Fairburn, P.J. Harrison, *art. cit.*

Capitolo V

[1] C. Zioudrou, "Opioid Peptides Derived from Food Proteins: the Exorphins" in *Journal Biological Chemistry* Vol. 254 n° 7, April 10 1979, pagg. 2446-2449.

Capitolo VI

[1] W.G. Johnson, K.N. Boutelle, L. Torgru, J.P. Davig, S. Turner, "What is a Binge? The Influence of Amount, Duration and Loss of Control Criteria on Judgment of Binge Eating" in *International Journal of Eating Disorders* 27, 2000, pagg. 471-479.
[2] C.F. Telch, W.S. Agras, "Obesity, Binge Eating and Psychopathology: Are They Related?" in *International Journal of Eating Disorders* 15, 1994, pagg. 53-61.

Capitolo VII

[1] *Apollo 13*, di Ron Howard, USA 1995.

Capitolo VIII

[1] C.M. Gril, R.M. Mashe, "Onset of Dieting Vs. Binge Eating in Outpatients with Binge Eating Disorder" in *Int. J. Obes. Relat. Metab. Disord.* 24, 2000, pagg. 404-409.
[2] K. Shaw, P. O'Rourke, C. Del Mar, J. Kenardy, "Psychological Interventions for Overweight or Obesity" in *The Cochrane Database of Systematic Reviews*, Issue n° 2, 2005.

BIBLIOGRAFIA

Articoli consultati

N.M. Annis, T.F. Cash, J.I. Hrabosky, "Body Image and Psychosocial Differences among Stable Average Weight, currently Overweight and formerly Overweight Women: the Role of Stigmatizing Experiences" in *Body Image: an International Journal of Research*, 2004, pagg. 155-167.

T.F. Cash, "The Psychology of Physical Appearance: Aesthetics, Attributes and Images" in (ed.) T.F. Cash, T. Pruzinsky, *Body Images: Development, Deviance and Change*, New York, Guilford Press, 1990, pagg. 51-79.

R. Dalle Grave, S. Calugi, E. Molinari *et al.*, "Weight Loss Expectations in Obese Patients and Treatment Attrition: an Observational Multicenter Study" in *Obes Res.*, Vol. n° 13, 2005, pagg. 1961-1969.

M. De Zwaan, D.O. Nutzinger, G. Schoenbeck, "Binge Eating in Overweight Women" in *Comprehensive Psychiatry*, Vol. n° 33, 1992, pagg. 256-261.

K.L. Eldrige, W.S. Agras, "Weight and Shape Overconcern and Emotional Eating in Binge Eating Disorder" in *International Journal of Eating Disorders*, Vol. n° 19, 1996, pagg. 73-82.

C.G. Fairburn, Z. Cooper, H.A. Dol, P. Norman, M. O'Connor, "The Natural Course of Bulimia Nervosa and Binge Eating Disorder in Young Women" in *Arch. Gen. Psychiatry 57*, 2000.

C.G. Fairburn, P.J. Harrison, "Eating Disorders" in *Lancet 361*, 2003.

A. Feingold, "Good-looking People Are not What We Think" in *Psychological Bulletin 111*, 1992.

K.M. Flegal, M.D. Carroll, C.L. Ogden *et al.*, "Prevalence and Trends in Obesity among US Adults, 1999-2000" in *J.A.M.A.*, Vol. n° 288, 2002, pagg. 1723-1727.

G.D. Foster, T.A. Wadden, R.A. Vogt, "Body Image before, during and after Weight Loss Treatment" in *Health Psychology*, Vol. n° 16, 1997, pagg. 226-229.

M.A. Friedman, M.B. Schwartz, K.D. Brownell, "Differential Relation of Psychological Functioning with the History and Experience of Weight Cycling: Psychological Correlates of Weight Cycling" in *Journal of Consulting and Clinical Psychology*, Vol. n° 66, 1998, pagg. 646-650.

C. Gambino, S. Liberti, M. Cuzzolaro, "Obesità e disturbi psicopatologici" in (a cura di) O. Bosello, *Obesità-Trattato Multidisciplinare*, Milano, Editrice Kurtis, 1998, pagg. 505-507.

J. Gormally, S. Block, S. Daston, D. Rardin, "The Assessment of Binge Eating Severity among Obese Persons" in *Addictive Behaviors*, Vol. n° 7, 1982, pagg. 47-55.

C.M. Gril, R.M. Mashe, "Onset of Dieting Vs. Binge Eating in Outpatients with Binge Eating Disorder" in *Int. J. Obes. Relat. Metab. Disord. 24*, 2000.

C.M. Grilo, D.E. Wilfley, K.D. Brownell *et al.*, "Teasing, Body Image and Self-Esteeming a Clinical Sample of Obese Women" in *Addictive Behaviors*, Vol. n° 19, 1994, pagg. 443-450.

T.D. Jackson, C.M. Grilo, R.M. Masheb, "Teasing History, Onset of Obesity, Current Eating Disorder Psychopathology, Body

Dissatisfaction and Psychological Functioning in Binge Eating Disorder" in *Obes Res.*, Vol.n° 8, 2000, pagg. 451-458.

W.G. Johnson, K.N. Boutelle, L. Torgru, J.P. Davig, S. Turner, "What is a Binge? The Influence of Amount, Duration and Loss of Control Criteria on Judgment of Binge Eating" in *International Journal of Eating Disorders 27*, 2000.

M. Levine, L. Smolak, "Body Image Development in Adolescence" in (ed.) T.F. Cash, T. Pruzinsky, *Body Image: a Handbook of Theory, Research and Clinical Practice*, New York, Guilford Press, 2002, pagg. 74-82.

E.E. Lloyd-Richardson, T.K. King, L.H. Forsyth, M.M. Clark, "Body Image Evaluations in Obese Females with Binge Eating Disorder" in *Eating Behaviors*, Vol. n° 1, 2000, pagg.161-171.

P.E. Matz, G.D. Foster, M.S. Faith *et al.*, "Correlates of Body Image Dissatisfaction among Overweight Women seeking Weight Loss" in *Journal of Consulting and Clinical Psychology*, Vol. n° 70, 2002, pagg. 1040-1044.

A. Myers, J.C. Rosen, "Obesity Stigmatization and Coping: Relation to Mental Health Symptoms, Body Image and Self-Esteem" in *International Journal of Eating Disorders*, Vol. n° 23, 1999, pagg. 221-230.

National Institutes of Health, "Clinical Guidelines on the Identification, Evaluation and Treatment of Overweight and Obesity in Adults-The Evidence Report" in *Obes Res.*, Vol. n° 6, Supplement n° 2, 1998, pagg. 51S-209S.

D. Neumark-Sztainer, M. Wall, J. Haines, M. Story, M.E. Eisenberg, "Why Does Dieting Predict Weight Gain in Adolescents?" from Project EAT-II: A 5-Year Longitudinal Study in *Journal of the American Dietetic Association*, Vol. n° 107, Issue n° 3, March 2007, pagg. 448-455.

E.M. Ramirez, J.C. Rosen, "A Comparison of Weight Control and Body Image Therapy for Obese Men and Women" in *Journal of Consulting and Clinical Psychology*, Vol. n° 69, Issue n° 3, 2001, pagg. 440-446.

G.M. Russel, "Bulimia Nervosa: an Ominous Variant of Anorexia Nervosa" in *Psychological Medicine 9*, 1979.

D.B. Sarwer, T.A. Wadden, G.D. Foster, "Assessment of Body Image Dissatisfaction in Obese Women: Specificity, Severity and Clinical Significance" in *Journal of Consulting and Clinical Psychology*, Vol. n° 66, Issue n° 4, 1998, pagg. 651-654.

D.B. Sarwer, J.K. Thompson, "Obesity and Body Image Disturbance" in (ed.) T.A. Wadden, A.J. Stunkard, *Handbook of Obesity Treatment*, New York, Guilford Press, 2002, pagg. 447-464.

D.B. Sarwer, J.K. Thompson, T.F. Cash, "Body Image and Obesity in Adulthood" in *Psychiatric Clinics of North America*, Vol. n° 8, Issue n° 28, 2005, pagg. 69-87.

M.B. Schwartz, K.D. Brownell, "Obesity and Body Image" in *Body Image: an International Journal of Research*, Vol. n° 1, 2004, pagg. 43-56.

K. Shaw, P. O'Rourke, C. Del Mar, J. Kenardy, "Psychological Interventions for Overweight or Obesity" in *The Cochrane Database of Systematic Reviews*, Issue n° 2, 2005.

A.J. Stunkard, T.A. Wadden, "Psychological Aspect of Severe Obesity" in *American Journal of Clinical Nutrition*, Vol. n° 55, 1992, pagg. 524S-532S.

C.F. Telch, W.S. Agras, "Obesity, Binge Eating and Psychopathology: Are They Related?" in *International Journal of Eating Disorders 15*, 1994.

E.M. Venditti, R.R. Wing, J.M. Jakicic, B.A. Butler, M.D. Marcus, "Weight Cycling, Psychological Health and Binge Eating in Obese Women" in *Journal of Consulting and Clinical Psychology*, Vol. n° 64, Issue n° 2, 1996, pagg. 400-405.

D.E. Wilfley, M.B. Schwartz, E.B. Spurrell *et al.*, "Using the Eating Disorder Examination to Identify the Specific Psychopathology of Binge Eating Disorder" in *International Journal of Eating Disorders*, Vol. n° 27, 2000, pagg. 259-269.

S.Z. Yanovski, J.E. Nelson, B.K. Dubber, R.L. Spitzer, "Association of Binge Eating Disorder and Psychiatric Comorbidity in Obese Subjects" in *American Journal of Psychiatry*, Vol. n° 150, 1993 pagg. 1472-1479.

C. Zioudrou, "Opioid Peptides Derived from Food Proteins: the Exorphins" in *Journal Biological Chemistry* Vol. 254 n° 7, April 10 1979.

Altri testi consultati

American Psychiatric Association, *Diagnostic and Statistical Manual of Mental Disorders*, Fourth Edition, Text Revision (*DSM-IV-TR*), American Psychiatric Press, Washington D.C., 2000. (Per l'edizione italiana: Editore Masson, Milano, 2002).

Articoli di approfondimento

B. Bruce, D. Wilfley, D. Spiller, "Obesità e Binge Eating: prevalenza e significato" in (a cura di) O. Bosello, *Obesità-Trattato Multidisciplinare*, Milano, Editrice Kurtis, 1998, pagg. 513-516.

A. Brunanti, F. Cavagnini, "Classificazione dell'obesità" in (a cura di) O. Bosello, *Obesità-Trattato Multidisciplinare*, Milano, Editrice Kurtis, 1998, pagg. 281-282..

B. Capovani, M. Mauri, C. Borri, S. Baldassari, M. Miniati, B. Pacciardi, A. Benvenuti, A. Calderone, F. Mengali, G.B. Cassano, "Comorbidità nei disturbi della condotta alimentare" in *Giornale italiano di psicopatologia*, Vol. 5 n° 1, Marzo 1999, tratto da http://www.gipsicopatol.it/italiano/rivista/1999/vol5-1/capova.htm.

G. Caputo, "Obesità e BED: metodologie diagnostiche" in *Diaita*, (ed.) A.N.S.I.S.A., supplemento al n° 1/97, Maggio 1997.

P. Cotrufo, "Il disturbo da alimentazione incontrollata: dati epidemiologici e caratterizzazione clinica" in *Giornale italiano di psicopatologia*, Vol. 5 n° 3, Settembre 1999, tratto da http://www.gipsicopatol.it/italiano/rivista/1999/vol5-3/cotrufo.htm.

M. Cuzzolaro, "Binge Eating e Binge Eating Disorder" in *Diaita*, (ed.) A.N.S.I.S.A., supplemento al n° 1/97, Maggio 1997.

F. D'Ecclesia, N. Mazzarini, S. Leotta *et al.*, "Binge Eating Disorder" in *A.D.I. Magazine. Rivista Scientifica dell'Associazione Italiana di Dietetica e Nutrizione Clinica*, Vol. 7 n° 2, Giugno 2002, pagg. 128-131.

C. Loriedo, G. Bianchi, C. Perrella, "Binge Eating Disorder: aspetti clinici, nosografici e terapeutici" in *Giornale Italiano di Psicopatologia*, Vol. 8 n° 1, 2002, tratto da http://www.gipsicopatol.it/italiano/rivista/2002/vol8-1/loriedo.htm.

M. Magnani, F. Aveni, M. Cuzzolaro, "Obesità e DCA Bosello" in (a cura di) O. Bosello, *Obesità-Trattato Multidisciplinare*, Milano, Editrice Kurtis, 1998, pagg. 500-513.

V. Manna, M.T. Daniele, M. Pinto, "Ruolo della disregolazione omeostatica edonica nelle dipendenze patologiche da sostanze e in altri disturbi psicopatologici" in *Giornale italiano di psicopatologia*, Vol. 9 n° 1, Marzo 2003, tratto da http://www.gipsicopatol.it/italiano/rivista/2003/vol9-1/manna.htm.

M. Mauri, "Nosografia in evoluzione: i disturbi della condotta alimentare" in *Giornale italiano di psicopatologia*, Vol. 7 n° 2, Giugno 2001, tratto da http://www.gipsicopatol.it/italiano/rivista/2001/vol7-2/mauri.htm.

M. Mauri, C. Borri, S. Banti, S. Baldassari, P. Rucci, G.B. Cassano, "Lo spettro anoressico-bulimico nei disturbi della condotta alimentare, dell'umore e nei controlli sani" in *Giornale italiano di psicopatologia*, Vol. 8 n° 2, Giugno 2002, tratto da http://www.gipsicopatol.it/italiano/rivista/2002/vol8-2/mauri.htm.

B. Orbitello, P.L. Rocco, "Psicofarmacoterapia dei disturbi alimentari" in *Giornale italiano di psicopatologia*, Vol. 9 n° 3, Settembre 2003, tratto da http://www.gipsicopatol.it/italiano/rivista/2003/vol9-3/orbitello.htm.